Guide pratique de la
Phytothérapie
Les Plantes médicinales

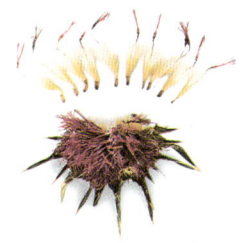

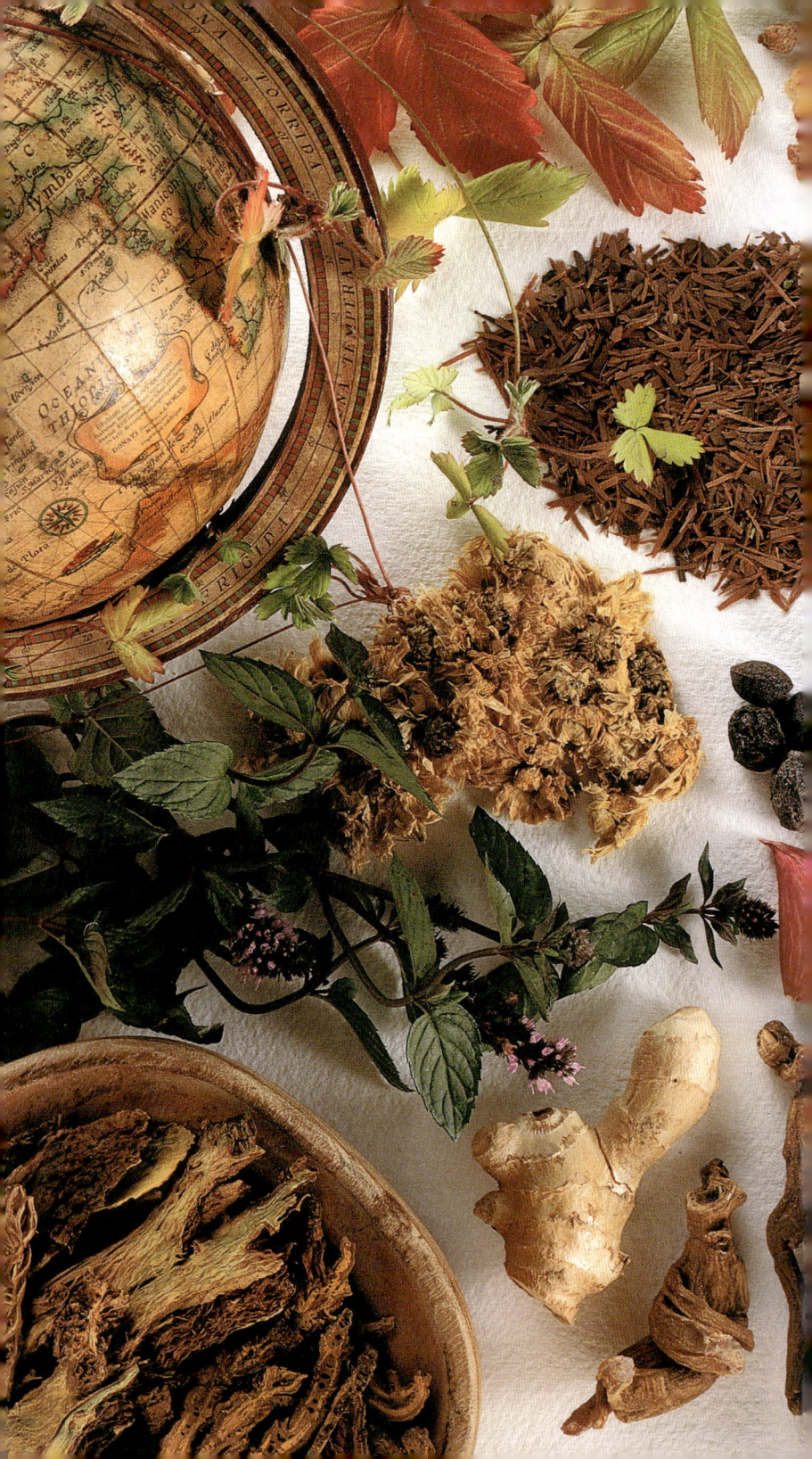

Guide pratique de la
Phytothérapie
Les Plantes médicinales

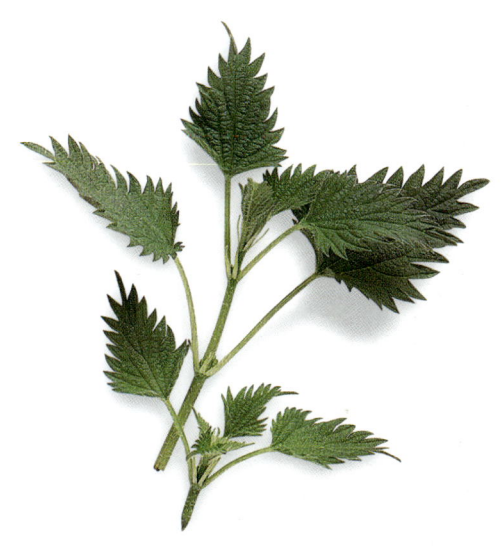

ANDREW CHEVALLIER

Les plantes décrites dans les fiches des pages 30 à 95 sont classées en fonction de leur appellation latine. L'appellation usuelle française est néanmoins clairement inscrite au haut de chacune de ces pages ainsi que dans l'index (page 124).

Dans la même collection :

Lyndel COSTAIN, *Guide pratique des Fruits & Légumes, Aliments santé*, Montréal, Hurtubise HMH, 2001

Dr Andrew LOCKIE, *Guide pratique de l'Homéopathie*, Montréal, Hurtubise HMH, 2001

Amanda URSELL, *Guide pratique des Vitamines & Minéraux*, Montréal, Hurtubise HMH, 2001

Copyright © 2001, Hurtubise HMH ltée
pour l'édition en langue française au Canada

Titre original : « *Healing Handbook series* » *Herbal Remedies*
Copyright © 2000, Dorling Kindersley Limited, Londres
Copyright © 2000, Andrew Chevallier pour le texte
Copyright © 2001, Hachette Pratique pour la traduction française

Traduction : Marie-France Muller
Mise en page et adaptation : ACCORD, Toulouse
Adaptation de la couverture : PÉNÉGA communications inc.

ISBN 2-89428-501-9

Dépôt légal : 2e trimestre 2001
Bibliothèque nationale du Québec
Bibliothèque nationale du Canada

Éditions Hurtubise HMH ltée
1815, avenue De Lorimier
Montréal (Québec) H2K 3W6
Tél. : (514) 523-1523
Téléc. : (514) 523-9969
Courriel : edition.litteraire@hurtubisehmh.com

Tous droits réservés. Aucune partie de cette publication ne peut être reproduite, stokée dans quelque mémoire que ce soit ou transmise sous quelque forme ou par quelque moyen que ce soit, électronique, mécanique, par photocopie, enregistrement, ou tout autres, sans l'autorisation préalable écrite du propriétaire du copyright.

Imprimé en Italie

www.hurtubisehmh.com

Sommaire

6
Avant-propos

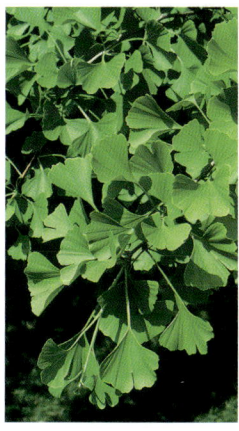
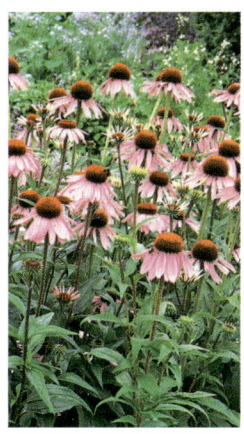
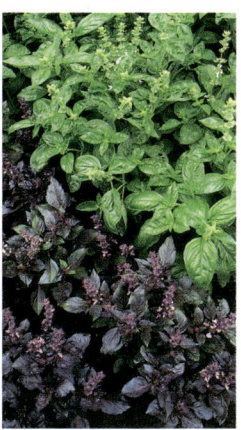

8
Comprendre la phytothérapie

Histoire et développement de la phytothérapie à travers le monde

28
Choisir la bonne plante

66 plantes médicinales, leurs propriétés et leurs indications

96
Herboristerie familiale

Des remèdes pour tous les membres de la famille, quel que soit leur âge

124
Index

128
Crédits photos

AVANT-PROPOS

Après deux siècles d'un déclin qui semblait inexorable, l'utilisation des plantes médicinales connaît un regain de popularité dans le monde entier. La phytothérapie permet de traiter les maladies actuelles à l'aide de remèdes qui viennent soutenir les défenses naturelles de l'organisme.

RETOUR À LA TRADITION

Les plantes sont bien souvent à la base de la médecine des pays en voie de développement, et les statistiques montrent que la population des pays occidentaux consulte de plus en plus des phytothérapeutes et se tourne vers des remèdes à base de plantes, bien connus des générations précédentes.

LES PLANTES MÉDICINALES

La variété et le nombre de plantes ayant des vertus thérapeutiques sont impressionnants. On estime qu'environ 70 000 espèces de plantes, allant des lichens aux arbres géants, sont ou ont été utilisées dans un but thérapeutique. De nos jours, la phytothérapie occidentale utilise un bon millier de plantes d'origine européenne, ainsi que de nombreuses espèces provenant des autres continents. La médecine traditionnelle indienne, en particulier la médecine ayurvédique, utilise environ 2 000 espèces de plantes médicinales ; quant à la pharmacopée chinoise, elle recense plus de 5 700 remèdes traditionnels, la plupart à base de plantes.

Actuellement, la médecine classique utilise encore au moins 500 plantes, mais c'est rarement la plante entière qui est prise en compte. Le principe actif est isolé, voire synthétisé par les laboratoires qui fabriquent les médicaments. Ainsi, la digitaline, qui est un cardiotonique, est extraite des feuilles de la digitale pourprée ; quant à la pilule contraceptive, elle a été synthétisée à partir des principes actifs de l'igname sauvage (voir p. 50).

IMPACTS SUR L'ÉCOLOGIE

La culture biologique de plantes médicinales peut être l'alternative à la production de cultures qui ne sont plus rentables.

En revanche, la demande croissante de plantes bien particulières menace la survie de certaines espèces sauvages. Il y a deux cents ans, on trouvait le ginseng en abondance dans les bois du nord et de l'est de l'Amérique de Nord, mais c'est à présent une plante en voie de disparition sous sa forme sauvage. Cet exemple n'est hélas pas unique et de nombreuses

AVANT-PROPOS

espèces se trouvent ainsi menacées sur toute la planète. Le phénomène n'est pas nouveau, ainsi, le silphium, une sénécionée, utilisé de manière intensive comme contraceptif par les Romaines dans l'Antiquité, a disparu au cours du IIIe siècle de notre ère.

Si la phytothérapie poursuit son essor au rythme actuel, il devient impératif d'utiliser des plantes cultivées ou de récolter les variétés sauvages avec parcimonie et en respectant l'écologie.

COMMENT UTILISER CE LIVRE

Par le passé, les ouvrages de phytothérapie mettaient plutôt l'accent soit sur l'emploi traditionnel et populaire des plantes, soit sur leurs principes actifs et la pharmacologie. Ces deux aspects sont ici couverts par la description de plus de 65 plantes avec, pour chacune, son histoire, les traditions populaires qui lui sont attachées et, en complément, la mention des recherches scientifiques récentes sur ses principes actifs, ses propriétés et, le cas échéant, ses nouvelles indications.

Même si on se concentre sur l'aspect scientifique de la phytothérapie, il ne faut pas oublier que la plupart de nos connaissances courantes des plantes résultent de leur utilisation traditionnelle. De plus, penser que l'on connaît toutes les propriétés médicinales des plantes est illusoire, ce que l'on en sait est rarement définitif, mais plutôt l'indication de leur mode d'action. Il arrive que l'utilisation empirique d'une plante précède ou complète les informations fournies par la recherche scientifique. La phytothérapie est, ne l'oublions pas, à la fois une science et un art.

Les plantes décrites dans ce livre sont d'un usage courant dans diverses parties du monde et reconnues pour présenter des propriétés thérapeutiques particulièrement adaptées au monde d'aujourd'hui.

Un survol global de l'histoire de la phytothérapie permet de replacer dans son contexte le développement des diverses traditions médicales, de leurs origines les plus anciennes jusqu'à nos jours, et de faire un tour d'horizon de l'emploi des plantes à travers le monde.

La phytothérapie n'est rien sans une approche pratique, c'est pourquoi vous trouverez dans cet ouvrage de nombreux conseils précis sur la manière de préparer des remèdes à base de plantes tels que décoctions, teintures, infusions, pommades, sirops et huiles. Le dernier chapitre est un mémento pratique de phytothérapie à l'usage de toute la famille, il résume de façon claire et schématique la meilleure façon d'employer les plantes médicinales pour soulager les problèmes de santé courants.

Le but de ce livre est d'amener un plus grand nombre de personnes à prendre conscience de l'immense richesse du monde de la phytothérapie et à bénéficier des propriétés curatives des plantes médicinales.

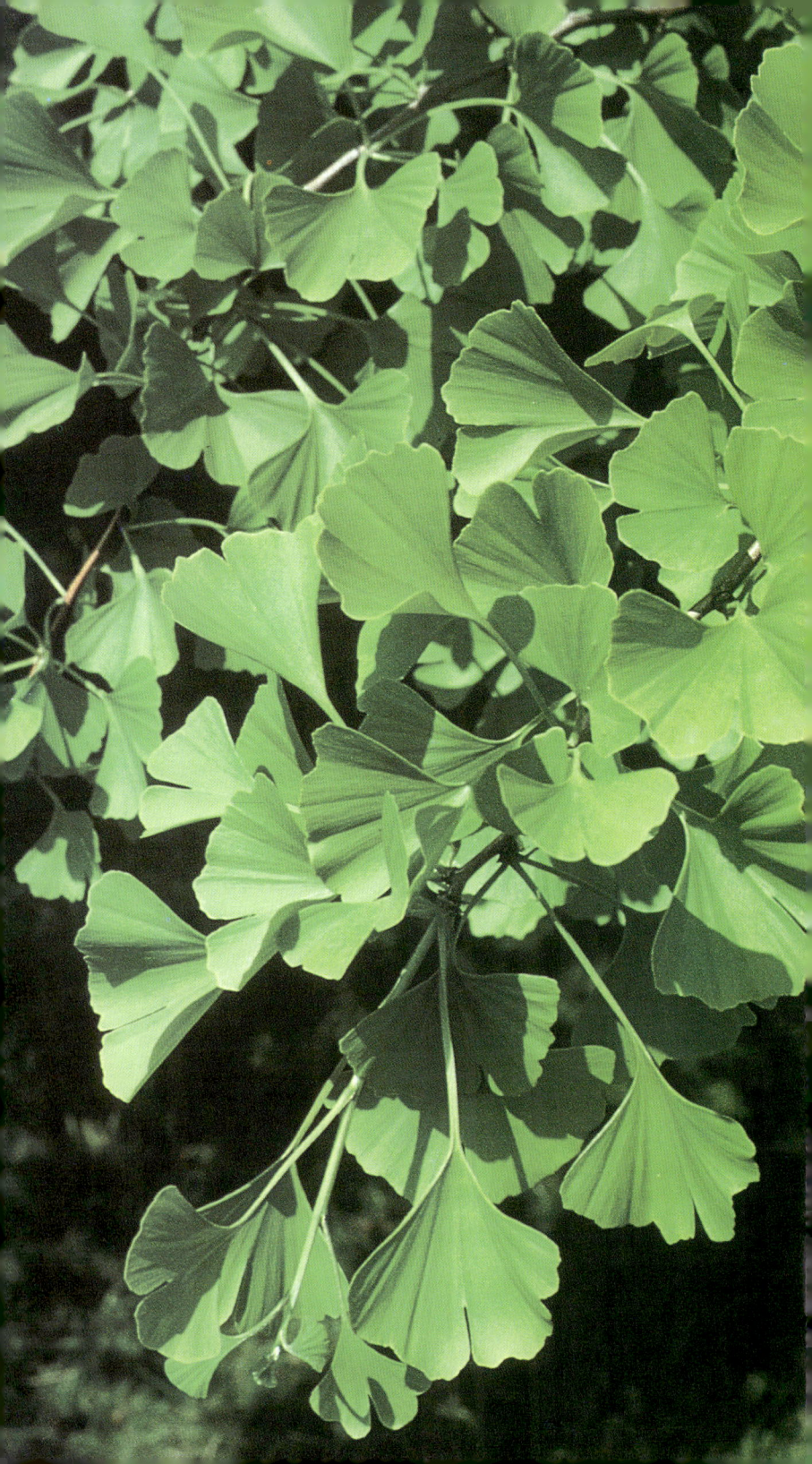

Comprendre la phytothérapie

Histoire et développement de la phytothérapie à travers le monde. Comment cultiver et récolter des plantes médicinales. Comment préparer des remèdes avec des ingrédients de qualité.

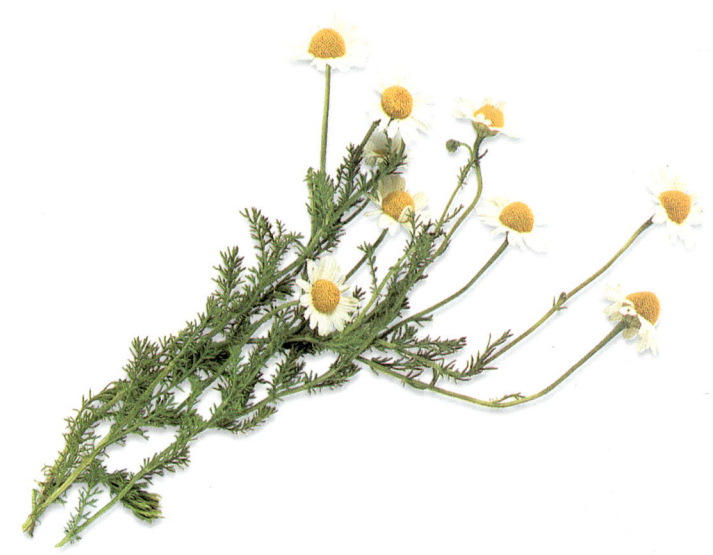

Les vertus des plantes médicinales

De nombreuses espèces de plantes répandues à travers le monde contiennent des principes actifs qui permettent de combattre la maladie en renforçant les défenses naturelles de l'organisme.

LES BIENFAITS DES PLANTES

Les prodigieuses avancées de la médecine classique n'excluent pas, dans certains cas, le recours à la phytothérapie. Si on fait abstraction des cinquante dernières années, les hommes s'en sont remis presque totalement aux plantes pour soigner toutes sortes de maux, des affections mineures aux maladies les plus graves. Actuellement, les remèdes à base de plantes reviennent au premier plan, entre autres parce que certaines catégories de médicaments, tels les antibiotiques, n'apparaissent plus comme une panacée. Souvent, la phytothérapie complète un traitement classique ; elle propose des remèdes sans danger et bien tolérés qui soulagent les affections chroniques. Par ailleurs les effets secondaires liés à la prise de certains médicaments encouragent les patients à se tourner vers des thérapies moins agressives.

La plupart des plantes peuvent être utilisées sans danger, certaines génèrent cependant des effets secondaires. Il importe de les employer sur les conseils d'un praticien confirmé.

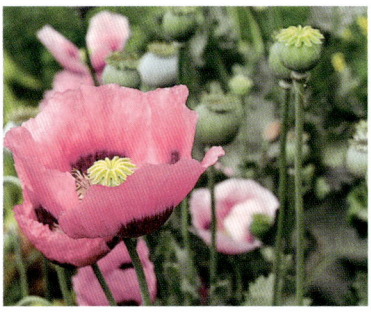

La morphine et la codéine, des alcaloïdes narcotiques de l'opium (suc des capsules du pavot), sont utilisées en médecine classique pour leurs propriétés analgésiques.

LES PRINCIPES ACTIFS

L'action des plantes sur l'organisme dépend de leurs constituants chimiques. La recherche dans ce domaine a conduit à l'élaboration de nombreux médicaments, dont certains sont très couramment utilisés. Ainsi, le plus puissant des analgésiques, la morphine, est tiré du pavot (*Papaver somniferum*), de même que la codéine et l'héroïne. De nos jours, la biomédecine fait appel aux plantes pour au moins le quart de ses remèdes, dont beaucoup comptent parmi les médicaments les plus efficaces. L'utilisation de l'éphédrine est un bon exemple : cet alcaloïde d'*Ephedra sinica* (voir p. 53) est à la base de nombreux médicaments préconisés pour soigner les refroidissements.

PLANTE ENTIÈRE

Bien qu'il soit nécessaire de connaître les propriétés des différentes molécules d'une plante, la phytothérapie préfère utiliser la plante entière afin de conserver l'ensemble le plus complet possible des principes actifs qui s'y trouvent. Il semblerait en effet que ces substances interagissent de manière complexe pour produire l'effet thérapeutique principal tout en atténuant les effets secondaires indésirables.

LES TRAITEMENTS

Quelle que soit la méthode thérapeutique employée, liée à une tradition spécifique, les plantes sont toujours utilisées selon l'action qu'elles exercent sur l'un des systèmes corporels. Chaque plante est réputée soulager un type de maux.

DIGESTION ET CIRCULATION

Bien se nourrir est à la base d'une bonne santé. Les herbes médicinales sont une source de nutriments qui stimulent et renforcent le système digestif tout en accélérant le processus de transformation des aliments. Le corps a besoin d'oxygène, et les plantes peuvent faciliter le fonctionnement du système respiratoire, ainsi que celui du système circulatoire. Certaines substances agissent sur la circulation veineuse, d'autres luttent contre l'hypertension, d'autres encore stimulent le fonctionnement de la pompe cardiaque.

TOXINES ET PEAU

Le sang transporte les nutriments vers les cellules et évacue les déchets du métabolisme. Pour faciliter la détoxication de l'organisme, les phytothérapeutes disposent d'une large gamme de plantes dépuratives qui facilitent l'élimination des toxines.
La peau joue elle aussi un grand rôle dans la santé. Certaines plantes sont antiseptiques et combattent l'infection, d'autres favorisent la coagulation et la cicatrisation.

SYSTÈMES NERVEUX, ENDOCRINIEN ET IMMUNITAIRE

Un système nerveux équilibré est la clé d'une bonne santé. De récentes recherches ont démontré que le système nerveux interagissait avec le systèmes endocrinien, qui contrôle la sécrétion des hormones, et avec le système immunitaire, qui permet de combattre les infections. Les plantes qui agissent sur ces systèmes aident donc l'organisme à mieux résister au stress et aux contraintes de toutes sortes, aussi bien physiques que mentales. Les plantes dites adaptogènes stimulent la capacité d'adaptation de l'organisme en soutenant les divers systèmes corporels, en éliminant les tensions, ou en renforçant les processus physiologiques naturels de maintien de la santé.

PHYTOTHÉRAPIE

TRADITIONS POPULAIRES & ANCESTRALES

À notre époque de spécialisation médicale, il est difficile d'imaginer les pratiques d'autrefois, lorsque la guérison, globale par nature, était liée à la magie, à la mystique ou à des traditions orales séculaires.

MÉDECINE ET MAGIE

Depuis les temps les plus reculés, les plantes médicinales ont joué un rôle clé dans le maintien de la santé et le bien-être des hommes ; aussi la plupart des civilisations leur ont-elles prêté des vertus magiques autant que thérapeutiques.

Dans ces civilisations du passé aujourd'hui disparues et dans certaines sociétés traditionnelles toujours existantes, les pouvoirs magiques des herbes sont à la base de leurs effets thérapeutiques. Le médecin est aussi sorcier. C'est ainsi que les chamans traitent par la médecine les besoins physiques du patient tout en intercédant auprès des esprits pour obtenir sa guérison.

Nos lointains ancêtres connaissaient et utilisaient un grand nombre de plantes pour leurs puissants pouvoirs curatifs. Leur savoir, basé sur l'observation et une pratique empirique, était en perpétuelle évolution. Au fil des siècles, les sociétés humaines ont pu étudier en détail ce qui résultait de la consommation de telle racine ou de telle baie.

AVANCÉES DE LA MÉDECINE

À partir du VIe siècle av. J.-C., la médecine s'éloigne peu à peu de la magie et du monde des esprits. Le grec Hippocrate, que l'on peut considérer comme le père de la médecine, envisage la maladie comme un déséquilibre physiologique et non comme un phénomène surnaturel. Il exclut la magie et les cérémonies rituelles de

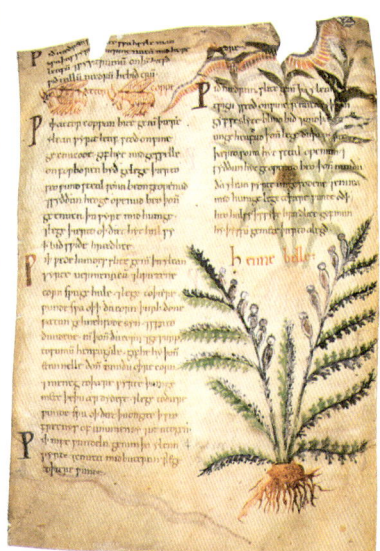

Cette magnifique page de parchemin, extraite d'un herbier anglo-saxon (c. 1050), décrit les parties aériennes et le système radiculaire d'une plante médicinale.

sa pratique thérapeutique. Les plantes médicinales et les connaissances qui s'y rapportent se répandent un peu partout en suivant les routes commerciales reliant l'Europe, le Moyen-Orient, l'Inde et l'Asie. Devant l'intérêt grandissant porté aux herbes curatives et aux épices, plusieurs auteurs tentent d'établir le catalogue systématique des plantes médicinales, ainsi que celui de leurs propriétés. Au Ier siècle de notre ère, un médecin grec, Dioscoride, rédige le premier ouvrage occidental de médecine par les plantes, *De Materia Medica*. Ce livre, qui recense environ 600 plantes, va exercer une grande influence sur la médecine occidentale, pour laquelle il reste, jusqu'au XVIIe siècle, la principale référence en ce domaine. Galien, médecin de l'empereur Marc-Aurèle, qui s'inspire d'Hippocrate, a joué lui aussi un rôle important dans le développement de la médecine par les plantes.

LE MOYEN ÂGE

Les théories de la médecine occidentale, ayurvédique (Inde) et chinoise étaient inconnues de la majorité des hommes qui s'en remettaient aux soins d'hommes et de femmes « sages ». Ces guérisseurs possédaient un bon savoir médical empirique, même s'ils ignoraient certainement les acquis de la médecine scolastique de leur temps. On sous-estime trop souvent les connaissances de ces praticiens, en particulier ceux du

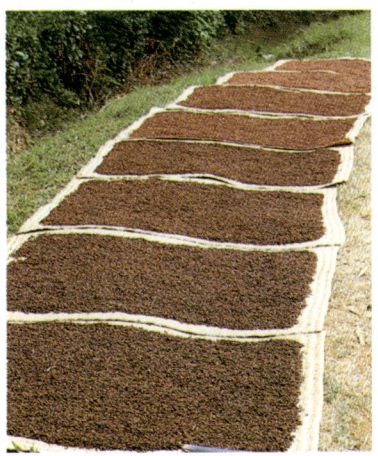

Depuis des millénaires, les clous de girofle font partie de la pharmacopée indienne. Les bourgeons sont étalés pour sécher en plein air.

Moyen Âge. Il est sûr pourtant qu'ils parvenaient à soulager bien des affections grâce à leur connaissances approfondies des plantes et de leurs prescriptions.

LES MÉDECINES ISLAMIQUE ET INDIENNE

La médecine occidentale souffre du déclin de l'Empire romain, mais l'épanouissement de la culture arabe permet de préserver et de développer les acquis grec et romain. Les Arabes, experts en pharmacie, sont en contact avec les traditions médicales indienne et chinoise qui mettent à leur disposition leur propre éventail de connaissances phytothérapeutiques.

En Inde, le VIIe siècle représente un âge d'or pour la médecine, et les érudits détaillent ses progrès dans leurs ouvrages. L'époque est marquée par la floraison d'un grand nombre d'hôpitaux, de maternités et de jardins de simples.

PHYTOTHÉRAPIE

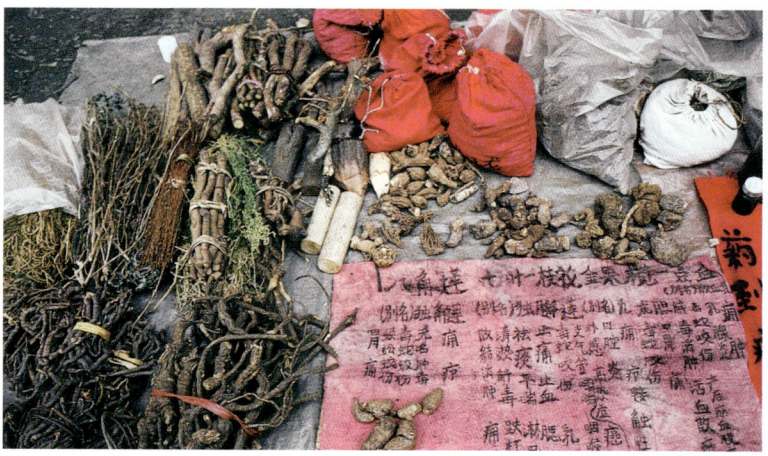

LES AMÉRIQUES
Les civilisations maya, aztèque et inca connaissent et utilisent les plantes médicinales locales. Pour ces sociétés, médecine et religion sont étroitement imbriquées, plus peut-être qu'en Europe. En cas de maladie, les plantes complètent l'invocation des divinités.

COMMERCE MONDIAL
Au XIIIe siècle, les voyages en Chine de Marco Polo coïncident avec la tentative d'unification de l'Asie par Genghis Khan. L'explosion du commerce au cours des siècles suivants met à la disposition de l'Europe une profusion de plantes nouvelles, parmi lesquelles le gingembre, la cardamome et la cannelle. De son côté, l'Europe exporte des végétaux, comme la sauge, vers l'Extrême-Orient.

La découverte du Nouveau Monde et la colonisation de l'Amérique centrale et de l'Amérique du Sud par les Espagnols et les Portugais favorisent l'arrivée en Europe de

La médecine chinoise est née entre 200 av. J.-C. et 100 ap. J.-C. Elle s'appuie sur l'observation de la nature.

plantes aux vertus puissantes, inconnues jusqu'alors. Beaucoup servent à traiter la malaria, la syphilis, la variole, etc. Dans le monde paysan, les plantes exotiques ne sont utilisées pour combattre la maladie que si elles peuvent également servir à l'alimentation, tel le maïs.

SANTÉ ET HYGIÈNE
Malgré l'immense variété de la pharmacopée et la possibilité de partager les connaissances médicales d'un continent à l'autre, l'Europe, du XIIe au XVIIIe siècle, connaît de grandes épidémies de syphilis et de peste, en raison de la pauvreté et du manque d'hygiène des populations. La médecine, basée sur le respect des principes de Galien, n'obtient que peu de résultat contre ces maladies mortelles.

Paracelse est un des premiers praticiens à rejeter le système de

Galien en faveur d'une observation précise. Il exerce une grande influence dans le développement de la chimie, de la médecine classique, de la phytothérapie et de l'homéopathie. Il met à l'honneur la doctrine des Spécifiques – une ancienne théorie soutenant que l'aspect de la plante indique les parties du corps et les maladies qu'elle est susceptible de soigner – et les plantes médicinales locales.

LE NOUVEAU RATIONALISME

Jusqu'à la fin du XVIe siècle, la plupart des traditions médicales soutiennent qu'il faut s'appuyer sur la nature et les capacités d'autoguérison du corps que l'on peut encourager et renforcer à l'aide des plantes appropriées. En médecine traditionnelle chinoise, le *qi* est l'énergie fondamentale qui maintient l'être en vie et en bonne santé ; en Inde, c'est le *prana*, et en Occident, on parle de « force vitale ». Cependant, en Europe, les vitalistes perdent peu à peu du terrain et leurs concepts apparaissent aux tenants du rationalisme comme la résurgence d'anciennes pratiques basées sur l'ignorance et la superstition. Les divergences ne font que s'accroître entre la phytothérapie et la nouvelle médecine dite scientifique.

Au cours du XIXe siècle, des chercheurs parviennent à isoler les principes chimiques constituant les plantes, ouvrant la voie aux remèdes monomoléculaires et aux produits de synthèse, qui distancent les plantes médicinales.

DE NOUVELLES FRONTIÈRES

Quand les Européens colonisent le monde aux XVIIIe et XIXe siècles, ils ne disposent plus de leurs remèdes traditionnels ou ceux-ci coûtent trop cher. Ils doivent souvent apprendre des populations locales les vertus des plantes indigènes.

En Amérique du Nord, Samuel Thomson développe une approche simple de la médecine. Son système est la première forme de naturopathie, méthode thérapeutique par laquelle les symptômes sont traités grâce aux plantes, aux aliments cultivés naturellement, au soleil et à l'air pur.

LA MÉDECINE OCCIDENTALE

Au début du XIXe siècle, les principes de la médecine occidentale classique se propagent en Chine et en Inde. Cet apport est en général bénéfique car il améliore l'efficacité des traitements. Dans la péninsule indienne sous domination britannique, la médecine ayurvédique est méprisée, et la pratique occidentale est introduite pour la supplanter.

En Chine, l'arrivée des idées occidentales est moins traumatisante car les pratiques traditionnelles résistent et continuent à coexister avec les thérapeutiques venues de l'Ouest.

Aujourd'hui la phytothérapie fait partie de la médecine allopathique et le phytothérapeute doit posséder un diplôme de médecine générale pour pratiquer en France, en Italie, en Espagne ou aux États-Unis.

PHYTOTHÉRAPIE

PRINCIPES ACTIFS

Ce n'est que récemment que l'on est parvenu à isoler les principes actifs des plantes. La connaissance des composants chimiques des plantes et de leur action curative aide à comprendre ce qui se passe à l'intérieur de notre corps.

ALCALOÏDES Substances organiques d'origine végétale contenant au moins un atome d'azote dans leurs molécules et ayant une action toxique ou thérapeutique.

AMERS Groupe rassemblant des végétaux dont le seul caractère commun est l'amertume. Ils stimulent l'appétit et la digestion en provoquant la sécrétion de salive et en ayant un effet tonique sur les organes digestifs.

ANTHOCYANINES Maintiennent les vaisseaux sanguins en bonne santé.

ANTHRACÉNOSIDES Stimulant les contractions de l'intestin, ont un effet laxatif.

COUMARINES Substances aux effets divers, elles peuvent fluidifier le sang, stimuler la circulation lymphatique, agir sur les muscles lisses ou servir d'écran solaire.

OÙ LES TROUVER ?

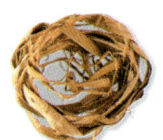

MUCILAGE
Orme rouge
Ulmus rubra

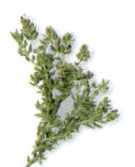

PHÉNOLS
Thym
Thymus

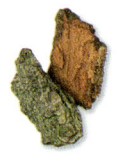

TANINS
Chêne
Quercus

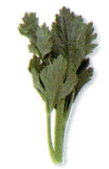

COUMARINES
Céleri
Apium

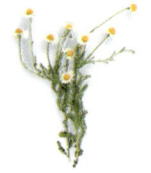

HUILES VOLATILESS
Camomille
Chamomilla recutita

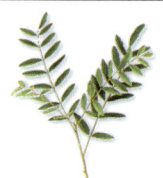

SAPONINES
Réglisse
Glycyrrhiza glabra

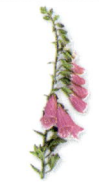

GLUCOSIDES
CARDIOTONIQUES
Digitale, *Digitalis*

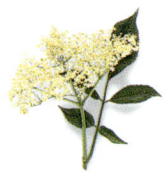

GLUCOSIDES
CYANOGÉNÉTIQUES
Sureau, *Sambucus nigra*

PRINCIPES ACTIFS

FLAVONOÏDES Bons pour la circulation et anti-inflammatoires.

GLUCOSIDES CARDIOTONIQUES Augmentent la tonicité du muscle cardiaque, sont aussi d'excellents diurétiques et donc hypotenseurs.

GLUCOSIDES CYANOGÉNÉTIQUES Ont un effet sédatif et relaxant sur le cœur et les muscles.

GLUCOSILINATES En cataplasme sur les articulations douloureuses, augmentent l'afflux de sang, favorisant l'élimination des toxines.

HUILES VOLATILES Extraites des plantes, elles deviennent des huiles essentielles aux nombreuses indications thérapeutiques.

MINÉRAUX Les plantes riches en minéraux jouent le rôle de compléments nutritionnels.

MUCILAGE Tapisse les muqueuses du tube digestif, les protégeant de l'acidité, des irritations et des inflammations.

PHÉNOLS Anti-inflammatoires et antiseptiques par voie interne, irritent la peau en usage externe.

SAPONINES Les stéroïdes ont une activité hormonale marquée. Les triterpénoïdes sont de puissants expectorants et favorisent aussi l'assimilation des nutriments.

TANINS Resserrent les tissus cutanés améliorant la résistance à l'infection.

VITAMINES Certaines plantes contiennent des quantités significatives de vitamines, contribuant ainsi à l'apport quotidien.

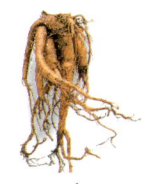
ANTHRACÉNOSIDES
Rhubarbe chinoise
Rheum

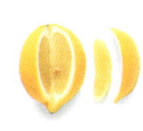
FLAVONOÏDES
Citron
Citrus limon

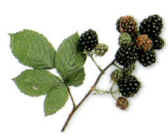
ANTHOCYANINES
Mûre
Rubus

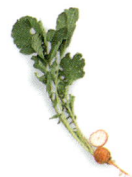
GLUCOSILINATES
Radis
Raphanus sativus

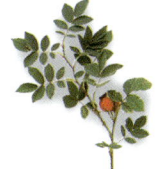
VITAMINES
Églantier
Rosa canina

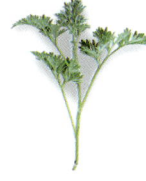
AMERS
Armoise
Artemisia

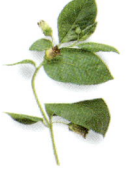
ALCALOÏDES
Belladone
Atropa belladonna

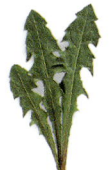
MINÉRAUX
Pissenlit
Taraxacum

QUALITÉ & SÉCURITÉ

Les remèdes à base de plantes entraînent en règle générale moins d'effets secondaires que les remèdes classiques. Veillez cependant à les utiliser de manière très prudente et n'employez que des plantes d'excellente qualité.

LES DANGERS

En suivant quelques règles élémentaires, vous serez tranquille : dans le pire des cas, les remèdes de phytothérapie ne vous feront aucun effet. Sachez cependant que les plantes ne sont pas toujours la thérapie la mieux adaptée à la situation. Par ailleurs, certaines plantes peuvent provoquer des interactions dangereuses avec les médicaments classiques. Si vous pensez qu'un remède à base de plantes ne vous convient pas, arrêtez de le prendre et prenez conseil auprès d'un phytothérapeute, d'un naturopathe ou d'un médecin. En cas de maladie aiguë, de lésion sérieuse, ou si la guérison tarde à venir, consultez immédiatement un médecin.

PLANTES ET SÉCURITÉ

Les problèmes relatifs à l'emploi des plantes sont dus à plusieurs facteurs. Il arrive que l'on ne prenne pas l'herbe appropriée. L'achat de plantes dans des magasins spécialisés vous évitera ce souci ; mais si vous récoltez vous-même des plantes sauvages, soyez bien sûr de ce que vous cueillez. En cas de doute, ne les utilisez pas. De nombreux cas d'empoisonnement sont dus à une erreur d'identification.

Assurez-vous aussi d'employer la partie de la plante qui convient. Il arrive qu'une partie de celle-ci soit sans danger, et le reste toxique. Utilisez enfin des remèdes adaptés au problème dont vous souffrez. Limitez-vous à des plantes connues, dont l'innocuité est avérée, sans effet secondaire, et correctement préparées.

Certains médicaments classiques peuvent réagir défavorablement en présence de plantes. Le millepertuis, par exemple, ne doit pas être pris avec des antibiotiques, des antiépileptiques, des immunosuppresseurs ou des antidépresseurs, dont il réduirait l'efficacité. L'interaction la plus courante a lieu avec des anticoagulants tels que la warfarine et l'héparine. Des plantes comme le ginkgo (voir p. 58) et l'angélique chinoise (voir p. 33) augmentent l'effet des anticoagulants, accentuant ainsi le risque d'hémorragie.

QUALITÉ & SÉCURITÉ

Informez toujours les professionnels de la santé que vous consultez des remèdes que vous prenez, qu'ils soient à base de plantes ou classiques. Si vous suivez un traitement, renseignez-vous sur sa compatibilité avec la phytothérapie.

QUALITÉ DES PLANTES

Les plantes et les produits à base de plantes doivent toujours être de première qualité : renseignez-vous sur le mode de culture, le séchage, les procédés de fabrication et la date limite de vente. Il est difficile de garantir l'excellence des produits à base de plantes, qui peut varier considérablement suivant les points de vente. C'est l'une des raisons pour lesquelles le corps médical leur préfère en général les médicaments classiques. Cependant, certains fournisseurs de « phytomédicaments » ont mis en place des contrôles stricts et réguliers de la qualité de leurs produits.

Il est généralement plus pratique d'acheter les produits en gélules, comprimés, huiles essentielles ou teintures, et de préparer soi-même ses tisanes, décoctions et sirops. Fournissez-vous dans des magasins spécialisés employant du personnel formé à l'herboristerie. Préférez les plantes et produits issus de l'agriculture biologique.

ACHATS DE PLANTES

QUESTIONS	ÉLÉMENTS DE RÉPONSE
QUE PENSER DES ACHATS PAR CORRESPONDANCE OU PAR INTERNET ?	N'achetez que chez des fournisseurs connus à rotation de stock rapide et chez lesquels vous trouverez des plantes de l'année, de bonne qualité.
COMMENT SAVOIR SI LES PLANTES SÉCHÉES SONT DE BONNE QUALITÉ ?	Elles doivent avoir de belles couleurs. Les plantes aromatiques doivent conserver leur goût et leur parfum. Elles ne doivent pas être dans des flacons transparents.
COMMENT SAVOIR SI LES PLANTES MANQUENT DE FRAÎCHEUR ?	Vérifiez la date limite de vente et les conditions de stockage. Si les plantes sont ternes, elles ont vieilli et perdu une partie de leurs vertus.
QUELS POINTS DOIS-JE VÉRIFIER SUR L'ÉTIQUETTE ?	La composition d'une gélule, le dosage et le poids de chaque constituant, le poids d'une gélule et la proportion de plante dans une gélule.
COMMENT CONNAÎTRE LA POSOLOGIE ?	Vous devez trouver sur l'étiquette ou sur un feuillet des indications sur la plante, le dosage et les mises en garde éventuelles.
COMMENT ÊTRE SÛR DE LA QUALITÉ DU PRODUIT ?	N'achetez vos plantes que chez un fournisseur réputé appliquant des contrôles de qualité stricts. Examinez le produit pour vous assurer de sa fraîcheur.

PHYTOTHÉRAPIE

CULTURE & RÉCOLTE

Quel plaisir de cultiver les plantes avec lesquelles on confectionnera une tisane ou un onguent ! Beaucoup de plantes médicinales se contentent d'un rebord de fenêtre ou d'un coin de jardin, ce qui permet d'en disposer toute l'année.

UN JARDIN DE SIMPLES

Tout dépend de l'espace dont vous disposez, du terrain, des conditions générales et du climat. Le thym et la sauge peuvent être cultivés à l'intérieur. Pour l'extérieur, choisissez des plantes résistantes ; elles prendront bien et vous fourniront un feuillage abondant pour votre récolte. Placez les plantes exotiques ou plus fragiles dans des endroits abrités et ensoleillés ou dans des jardinières. Rentrez les plus fragiles pendant l'hiver. En cas de doute sur les soins à leur donner, demandez conseil à un pépiniériste.

LA CULTURE

La plupart des plantes médicinales ont besoin de soleil et d'un sol un peu sec. Certaines ne tolèrent que des températures tempérées et beaucoup ne supportent pas une exposition prolongée au gel. Protégez du vent les plantes fragiles et placez-les dans un endroit ensoleillé.

Le printemps est la meilleure saison pour faire des semis. Arrosez-les bien après les avoir mis en terre, puis contentez-vous d'un arrosage hebdomadaire, car nombre de plantes ne produisent leurs principes actifs que dans des conditions de relative sécheresse. Désherbez avec soin plates-bandes et jardinières, et employez des méthodes biologiques pour vous débarrasser des parasites, éloigner les insectes et traiter les maladies.

LA RÉCOLTE

Il faut récolter les plantes à maturité. Mieux vaut les utiliser immédiatement, sinon stockez-les. Il faut s'en occuper rapidement pour éviter qu'elles ne s'abîment et préserver leurs qualités. Ne récoltez que des plantes en parfait état.

Utilisez un panier pour les récolter afin d'éviter qu'elles ne s'écrasent, et ne mélangez pas les plantes entre elles. Mettez des gants pour vous protéger les mains. Récoltez-les par temps sec et ensoleillé, de préférence le matin après évaporation de la rosée. Récoltez les jeunes feuilles au printemps ou en été ; les fleurs au début de leur floraison ; les fruits et les baies à maturité ; les racines en automne.

CULTURE & RÉCOLTE

QUELQUES PLANTES UTILES

ALOE VERA (voir p. 32)
Plantation : automne. Endroit bien exposé à l'intérieur, pot à la bonne taille. Arroser peu.

MÉLISSE (voir p. 67)
Plantation : printemps/automne. Sol humide, au soleil. Tailler après floraison.

CONSOUDE (voir p. 82)
Plantation : printemps/automne. Aime les endroits chauds et ensoleillés. Sol humide.

TANAISIE (voir p. 84)
Plantation : automne/printemps. Sol plutôt sec et caillouteux, au soleil.

ROMARIN (voir p. 74)
Plantation : printemps/automne. Sol bien drainé, plein soleil. Couper les fleurs fanées.

SOUCI (voir p. 38)
Plantation : printemps/automne. Endroit ensoleillé et abrité. Protéger l'hiver.

LA RÉCOLTE DES PLANTES

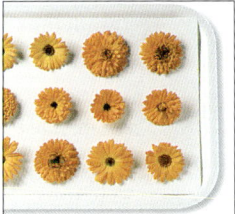
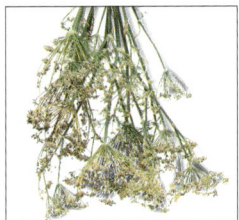
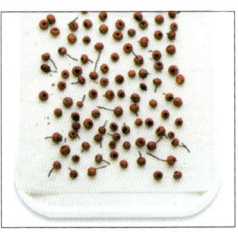

FAIRE SÉCHER LES FLEURS
Faites sécher les sommités sur du papier absorbant dans un endroit sec, sans les entasser. Lorsqu'elles sont sèches, ôtez les pétales et conservez-les dans un sac en papier brun ou du verre teinté.

FAIRE SÉCHER LES GRAINES
Suspendez les bouquets têtes en bas, au-dessus d'un plateau recouvert de papier, ou dans un sac en papier. Laissez sécher, secouez doucement, conservez les plus belles graines.

FAIRE SÉCHER LES BAIES
Placez-les sur du papier absorbant dans le four (éteint) chaud, porte entrouverte, de 3 à 4 heures. Placez-les dans un lieu chaud et sombre, retournez-les de temps en temps. Jetez les baies abîmées.

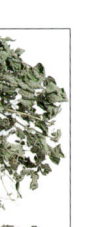
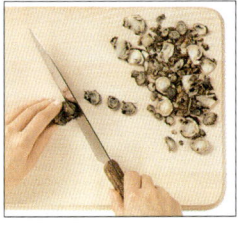
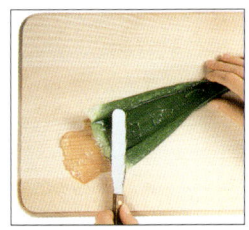

FAIRE SÉCHER DES FEUILLES
Suspendez des bouquets de 8 à 10 tiges en un lieu chaud, sombre et aéré. Une fois friables, séparez les feuilles des tiges en les frottant. Gardez-les dans un bocal en verre teinté ou dans un sac en papier.

FAIRE SÉCHER DES RACINES
Nettoyez-les à l'eau chaude. Débitez-les en tronçons ou morceaux et disposez-les sur du papier absorbant. Faites sécher de 2 à 3 heures dans le four (éteint) encore chaud, porte entrouverte.

RÉCOLTER LA SÈVE ET LE SUC
Coupez dans le sens de la longueur une feuille d'aloe vera, déroulez les bords. Récoltez le gel en grattant l'intérieur de la feuille avec le côté non tranchant d'un couteau. Il ne se conserve pas.

PHYTOTHÉRAPIE

PRÉPARER DES REMÈDES À BASE DE PLANTES

Préparer soi-même des remèdes à base de plantes n'est pas difficile, mais un peu long, aussi, si vous êtes pressé ou si vous manquez de matériel, procurez-vous ces remèdes tout faits dans un magasin spécialisé.

USTENSILES

Employez des casseroles et récipients en verre, en émail ou en inox, des couteaux et spatules en bois ou en acier, et des passoires en plastique. Un pressoir peut être utile pour la préparation des teintures. N'employez jamais d'aluminium, qui est facilement absorbé par les plantes. Pour que les produits ne moisissent pas, stérilisez tous les ustensiles 30 minutes dans une solution stérilisante bien diluée.

MESURES STANDARD

Ne dépassez pas la quantité de plantes conseillée ni le dosage. Les doses indiquées tiennent compte des équivalences ci-dessous. Le nombre de gouttes contenues dans 0,1 cl dépend du calibre de la pipette, comptez-les pour vérifier.

0,1 cl = 20 gouttes
0,5 cl = 1 c. à café
1 cl = 1 c. à dessert
2 cl = 1 c. à soupe
7 cl = 1 verre à porto
15 cl = 1 tasse

DÉCOCTIONS

Les racines, écorces, rameaux et baies libèrent moins facilement leurs principes actifs que fleurs et feuilles. Pour faire une tisane de ces parties dures, il faut les préparer en décoction, c'est-à-dire les faire bouillir. On peut utiliser des plantes fraîches ou sèches coupées en morceaux. Une décoction se boit chaude ou froide. Posologie moyenne : 50 cl par jour en 3 ou 4 prises.

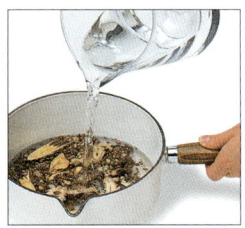

1 FAIRE BOUILLIR LA PLANTE
Mettez dans une casserole 20 g de plante sèche ou 40 g de plante fraîche avec 75 cl d'eau froide et portez à ébullition. Laissez frémir 20 à 30 min jusqu'à réduction d'un tiers du liquide.

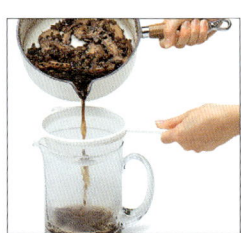

2 PASSER ET CONSERVER
Filtrez la décoction obtenue dans un récipient. Versez la quantité désirée dans une tasse. Gardez le reste au réfrigérateur 48 heures au plus. 50 cl représentent 3 à 4 doses.

INFUSIONS

C'est la méthode la plus simple de préparation des parties aériennes les plus délicates des plantes. On utilise une seule plante ou un mélange. Préparée le jour même, on peut la boire chaude ou froide. La posologie habituelle est de 50 cl par jour, à prendre en 3 ou 4 fois.

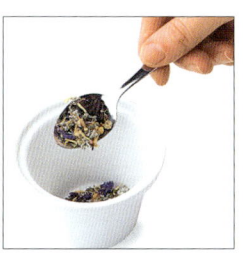

1 METTRE LES PLANTES
Dans le filtre de la tisanière, mettez 1 c. à café de plantes séchées ou 2 c. de plantes fraîches. Replacez le filtre à l'intérieur de la tasse. Remplissez la tisanière d'eau bouillante.

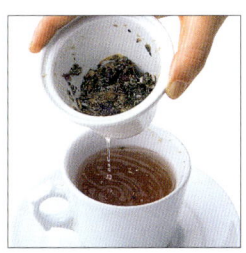

2 LAISSER INFUSER ET PASSER
Mettez le couvercle en place et laissez infuser 5 à 10 min, puis enlevez le filtre. Édulcorez avec 1 c. à café de miel, si vous le souhaitez, et buvez aussitôt cette dose de tisane.

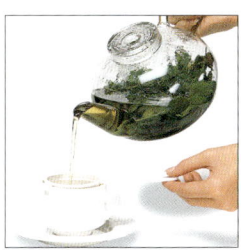

3 UN POT D'INFUSION
Chauffez une théière, placez-y 20 g de plantes séchées ou 30 g de plantes fraîches. Ajoutez 50 cl d'eau bouillante, couvrez et laissez infuser 10 min. Versez l'infusion dans une tasse. Édulcorez avec du miel.

TEINTURES

Pour préparer une teinture, il faut macérer une plante dans de l'alcool. Gardée au frais à l'abri de la lumière, elle se conserve plus de deux ans. La vodka est l'alcool de base idéal, mais le rhum couvre la saveur amère de certaines plantes. Posologie moyenne : 0,5 cl, 2 ou 3 fois par jour, dilué dans 2,5 cl d'eau.

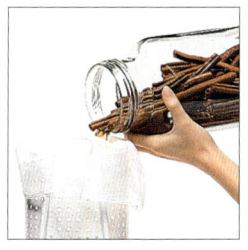

1 COUVRIR D'ALCOOL
Dans un bocal, mettez 200 g de plantes séchées ou 300 g de plantes fraîches Couvrez avec 1 l d'alcool. Fermez et étiquetez. Agitez 1 à 2 min. Gardez à l'abri de la lumière de 10 à 14 jours. Agitez tous les jours.

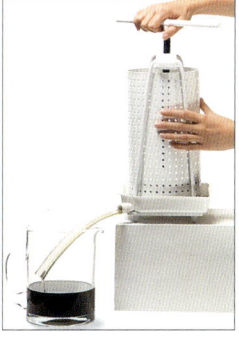

2 EXTRAIRE LE LIQUIDE
Installez le pressoir. Tapissez-le d'une mousseline, versez le mélange et recueillez la teinture dans un récipient.

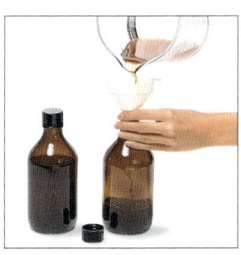

3 CONSERVER LA TEINTURE
Finissez de filtrer, jetez les plantes. Transvasez dans des flacons en verre teinté avec un entonnoir. Fermez avec un bouchon en liège ou en plastique, étiquetez et stockez.

ONGUENTS

Les onguents sont un mélange d'huiles ou autres corps gras chauffés avec des plantes. Ils ne contiennent pas d'eau, mais forment une pellicule à la surface de la peau. Ils protègent des lésions et inflammations, et apportent des principes actifs, telles des huiles essentielles, aux régions affectées. Ils peuvent procurer un soulagement (hémorroïdes) ou fournir une protection (lèvres gercées). Diverses bases peuvent servir à leur préparation, les plus simples sont la vaseline ou la paraffine. On peut ajouter des huiles essentielles avant de filtrer la préparation. Un onguent se conserve 3 mois dans des pots en verre teinté. Posologie moyenne : appliquez un peu d'onguent, 3 fois par jour, sur la zone concernée.

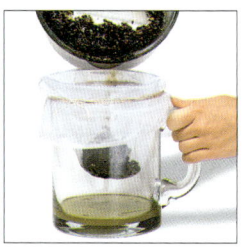

1 FAIRE CHAUFFER ET PASSER
Faites chauffer au bain-marie 500 g de vaseline et 60 g de plantes séchées ou 150 g de plantes fraîches. Laissez mijoter 15 min en remuant. Versez dans une chausse à filtrer fixée à un bocal.

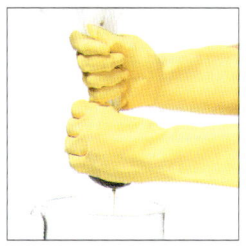

2 PRESSER LES PLANTES
Filtrez le liquide au travers de la chausse à filtrer. Mettez des gants en caoutchouc et pressez à nouveau la chausse tant que le mélange est chaud pour en extraire le plus possible.

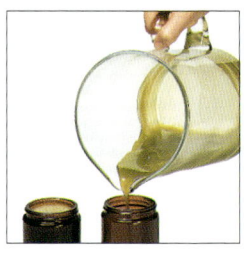

3 VERSER ET STOCKER
Versez l'onguent fondu dans des pots stériles avant qu'il ne colle au bocal. Placez les bouchons sur les pots et attendez que le tout soit refroidi avant de les fermer. Étiquetez et stockez.

CATAPLASMES

Mélanges de plantes fraîches, séchées ou en poudre à appliquer localement, rapides à préparer, les cataplasmes soulagent les douleurs nerveuses ou musculaires, les entorses et fractures, et tirent le pus des plaies infectées, ulcérations ou furoncles. La poudre d'orme rouge additionnée de teinture de souci ou de myrrhe est un excellent cataplasme en cas de furoncles.

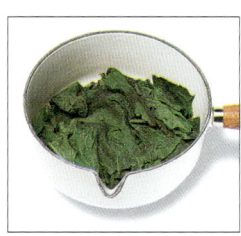

1 PRÉPARER LES PLANTES
Faites frémir pendant 2 min une quantité de plante suffisante pour couvrir la région affectée. Pressez l'excédent de liquide, huilez la peau pour que le cataplasme ne colle pas et appliquez les plantes chaudes.

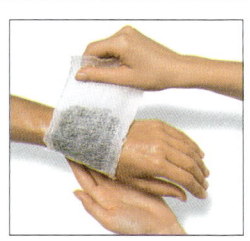

2 FIXER LE CATAPLASME
Recouvrez le cataplasme d'une bande de gaze ou de coton fixée par des épingles de sûreté. Laissez en place 3 heures. Appliquez un nouveau cataplasme toutes les 2 ou 3 heures.

POMMADES

Il faut mélanger une matière grasse ou de l'huile avec de l'eau pour faire une émulsion. Si vous allez trop vite, l'eau et l'huile risquent de se séparer. À la différence d'un onguent, la pommade pénètre dans la peau. Elle est calmante et adoucissante et laisse la peau respirer et transpirer naturellement. Elle se conserve mal ; stockez-la au réfrigérateur dans des pots en verre teinté bien fermés, au maximum 3 mois. Au moment de la mise en pots, vous pouvez ajouter en faible quantité d'autres ingrédients tels que teintures, poudres et huiles essentielles. Vous pouvez aussi faire entrer dans leur composition des infusions, teintures et huiles macérées. Appliquez 2 ou 3 fois par jour sur la zone affectée.

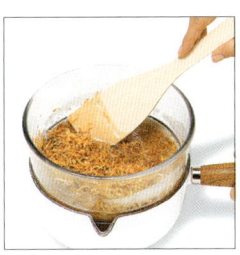

1 CHAUFFER BASE ET EAU

Faites fondre au bain-marie 150 g de base émulsifiante. Ajoutez 70 g de glycérine, 8 cl d'eau et 30 g de plantes séchées ou 75 g de plantes fraîches en remuant. Laissez mijoter pendant 3 heures.

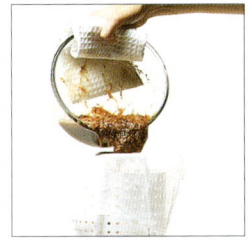

2 FILTRER ET MÉLANGER

Passez le mélange dans le pressoir tapissé de mousseline ou à travers une chausse à filtrer. Mélangez doucement jusqu'au complet refroidissement de la pommade.

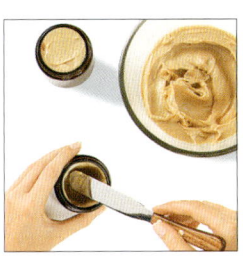

3 METTRE EN POT

À l'aide d'un petit couteau ou d'une spatule, mettez la pommade obtenue dans des pots en verre teinté. Vissez les couvercles et étiquetez. Conservez au réfrigérateur pas plus de 3 mois.

COMPRESSES & LOTIONS

Ces préparations à base aqueuse (infusions, décoctions ou teintures diluées) calment les irritations de la peau. Une compresse est un linge trempé dans une lotion et appliqué sur la peau. Les lotions peuvent se garder 2 jours au réfrigérateur dans des flacons stériles. Faites une nouvelle compresse quand elle se refroidit ou sèche sur la peau.

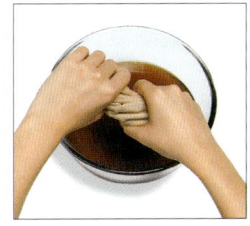

1 IMPRÉGNER D'INFUSION

Faites une lotion avec 50 cl d'infusion ou de décoction, ou en diluant 2,5 cl de teinture dans 50 cl d'eau. Lavez-vous les mains et trempez le linge dans la lotion. Essorez.

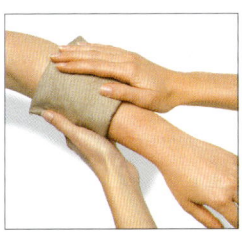

2 APPLIQUER LA COMPRESSE

Huilez la peau pour éviter que la compresse ne colle, puis appliquez-la sur la région affectée. Vous pouvez la fixer avec un film plastique. Gardez-la 1 ou 2 heures.

SIROPS

On obtient un sirop en additionnant à une infusion ou à une décoction ces excellents conservateurs que sont le miel et le sucre roux. On peut aussi le préparer à partir d'une teinture : 1 part de teinture pour 3 parts de sirop. Ou encore ajouter un peu de teinture pure au sirop refroidi pour le renforcer. Grâce à leurs vertus adoucissantes les sirops calment la toux et soulagent les maux de gorge. Leur saveur sucrée leur permet de dissimuler le goût désagréable de certaines plantes, aussi sont-ils très appréciés des enfants. Vous pouvez les conserver jusqu'à 6 mois au frais et à l'abri de la lumière. Posologie moyenne : 0,5 à 1 cl, 3 fois par jour.

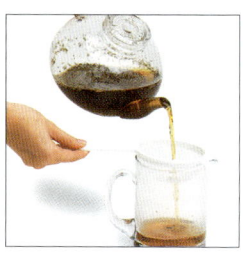

1 FAIRE UNE INFUSION
Préparez 50 cl d'infusion ou de décoction (voir p. 22-23), en laissant bien infuser pour en optimiser les vertus : 15 min pour une infusion et 30 min pour une décoction.

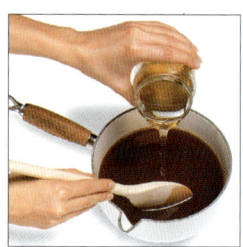

2 AJOUTER LE MIEL ET CUIRE
Versez dans une casserole, ajoutez 500 g de miel ou de sucre roux et faites cuire à feu doux en remuant jusqu'à dissolution pour obtenir la consistance d'un sirop. Laissez refroidir.

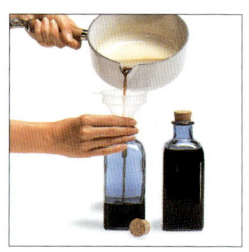

3 METTRE EN BOUTEILLE
À l'aide d'un entonnoir, versez le sirop refroidi dans des flacons stériles que vous fermez avec un bouchon en liège (pas de bouchon à vis hermétique). Gardez au frais et à l'abri de la lumière.

VINS TONIQUES

C'est une façon agréable de consommer des plantes fortifiantes et toniques pour retrouver sa vitalité et améliorer sa digestion. Prenez un bocal en verre stérilisé ou un vinaigrier muni d'un robinet à sa base, ce qui permet de tirer le vin sans toucher aux plantes. Le vin peut se conserver 3 ou 4 mois. La posologie moyenne est de 7 cl par jour à boire avant le repas.

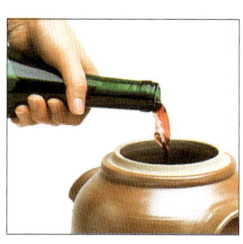

1 VERSER LE VIN SUR LES PLANTES
Mettez dans le récipient 100 g de plantes toniques sèches ou 200 g de plantes fraîches, ou 25 g d'herbes amères séchées. Couvrez avec 1 l de vin rouge ou blanc. Fermez, agitez avec précaution et laissez reposer.

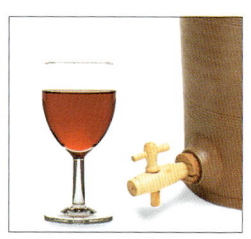

2 LAISSER MACÉRER
Laissez le vin macérer de 2 à 6 semaines (de préférence), puis commencez à prélever. Recouvrez régulièrement de vin. Si les plantes commencent à moisir, jetez le tout.

PRÉPARER DES REMÈDES À BASE DE PLANTES

HUILES MACÉRÉES À CHAUD

Les huiles macérées à chaud se préparent comme des décoctions et se conservent 1 an, mais leur efficacité diminue avec le temps. Macérées à chaud ou à froid, elles sont utilisées en usage externe, comme huiles de massage ou dans la composition de pommades ou d'onguents. Pour en accentuer les vertus, on peut y ajouter des huiles essentielles avant la mise en flacon.

Les épices (poivre, gingembre, cannelle) se prêtent bien à ce mode de préparation. Une onction avec ces huiles permet de soulager les douleurs rhumatismales et l'arthrite, améliore localement la circulation sanguine et détend les muscles. Les huiles préparées avec des plantes feuillues, la consoude par exemple, sont cicatrisantes.

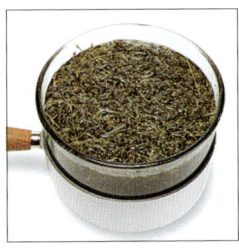

1 FAIRE MIJOTER LES PLANTES
Mélangez 250 g de plantes séchées ou 500 g de plantes fraîches hachées dans 75 cl d'huile d'olive ou de tournesol et mettez au bain-marie. Couvrez et laissez mijoter 2 ou 3 heures. Retirez du feu.

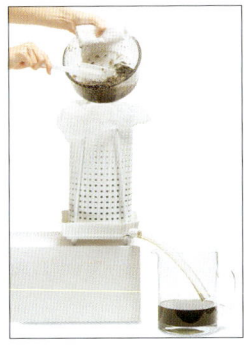

2 PRESSER L'HUILE
Versez le mélange refroidi dans un pressoir tapissé d'une mousseline. Recueillez l'huile dans une carafe.

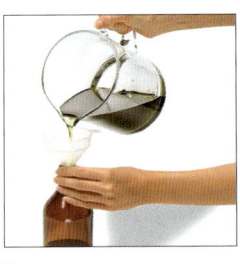

3 METTRE EN FLACON
Transvasez l'huile dans des flacons en verre teinté avec un entonnoir. Fermez avec un bouchon en liège ou en plastique, étiquetez. Se conserve un an, mais perd de son efficacité après 6 mois.

HUILES MACÉRÉES À FROID

On les emploie de la même manière que les huiles macérées à chaud. Ce mode de préparation convient très bien aux plantes fraîches, surtout les parties aériennes comme les fleurs. L'huile d'olive est une base idéale, car il est rare qu'elle rancisse. On peut les conserver jusqu'à un an, bien qu'elles soient plus efficaces les 6 premiers mois.

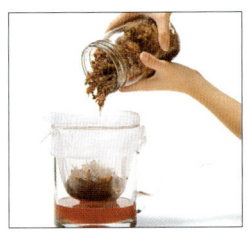

1 FAIRE MACÉRER LES PLANTES
Dans un bocal en verre transparent, mettez 250 g de plantes séchées ou 500 g de plantes fraîches. Recouvrez avec 75 cl d'huile d'olive, bouchez et agitez. Placez le bocal au soleil, laissez macérer 2 à 6 semaines.

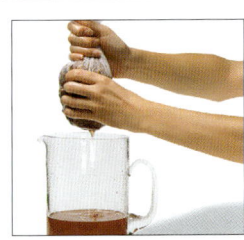

2 FILTRER, METTRE EN FLACON
Versez dans une chausse à filtrer fixée au récipient avec un élastique. Lorsque l'huile s'est écoulée, pressez fermement la chausse. Transvasez dans des flacons en verre teinté, étiquetez et rangez.

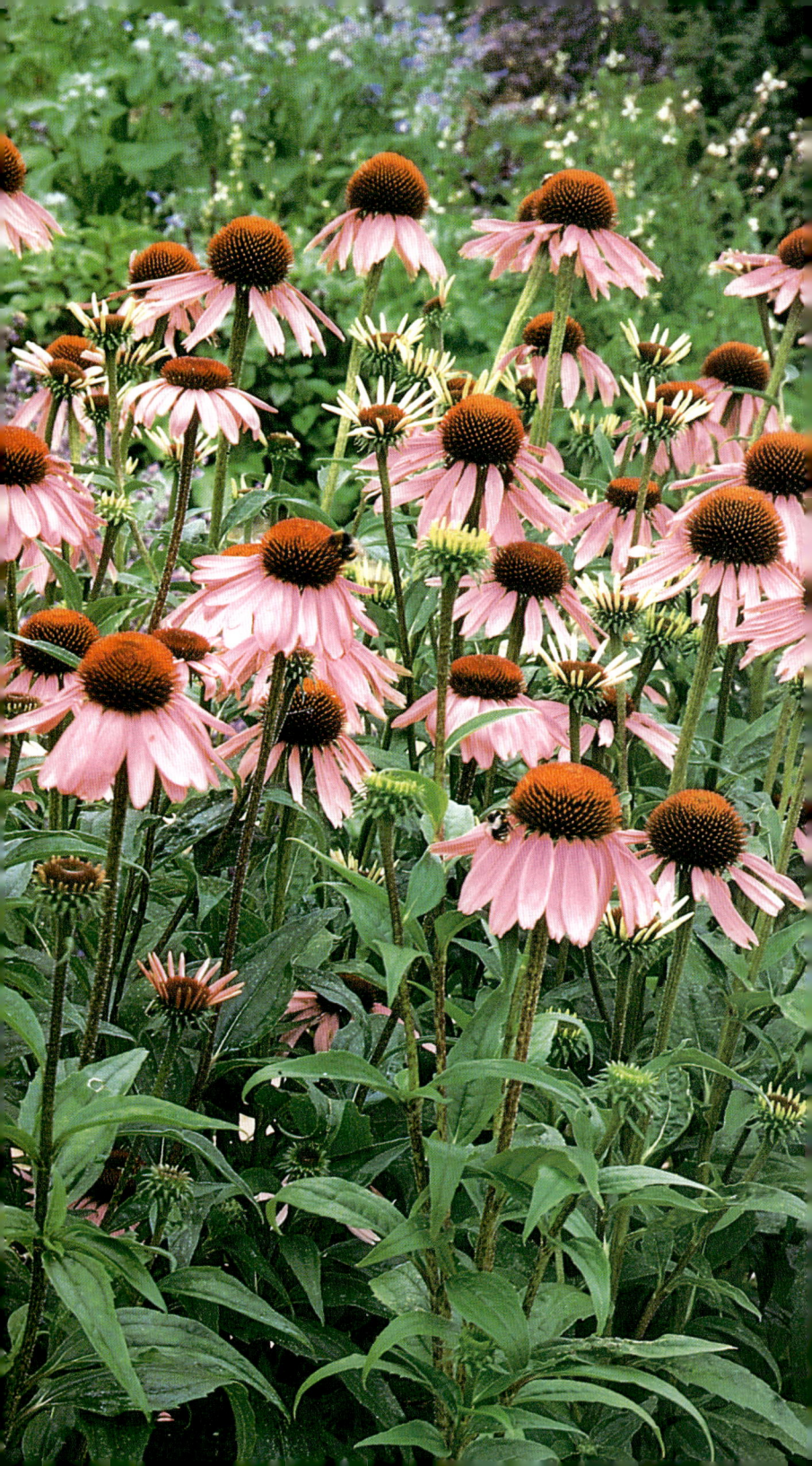

Choisir la bonne plante

66 plantes médicinales de base et leurs

principales propriétés, avec mention

des indications par ordre d'importance

et description des différentes présentations

et préparations.

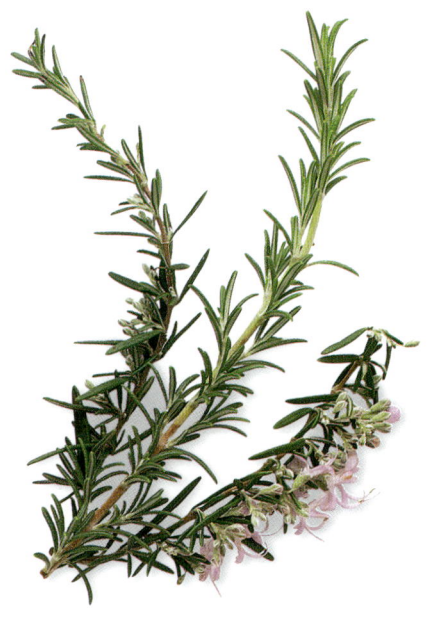

AESCULUS HIPPOCASTANUM

Marron d'Inde

Rétention d'eau ◆ Varices et hémorroïdes ◆ Troubles respiratoires

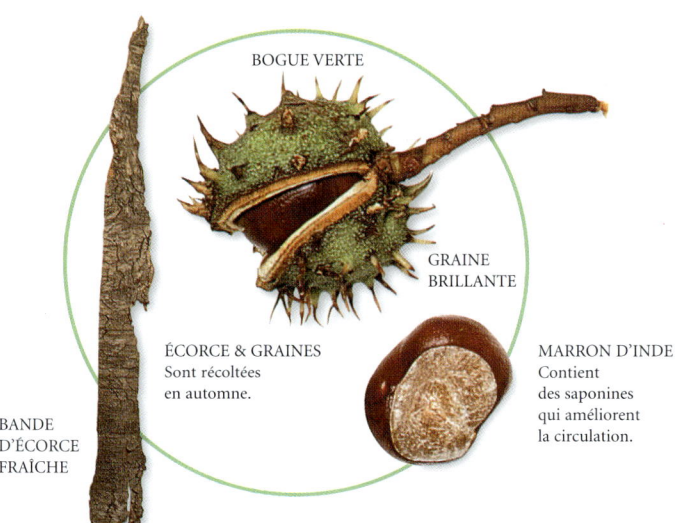

BOGUE VERTE

GRAINE BRILLANTE

ÉCORCE & GRAINES Sont récoltées en automne.

MARRON D'INDE Contient des saponines qui améliorent la circulation.

BANDE D'ÉCORCE FRAÎCHE

PROPRIÉTÉS

- ASTRINGENT
- ANTI-INFLAMMATOIRE
- LUTTE CONTRE LA RÉTENTION D'EAU

PRÉPARATIONS

- **TEINTURE** (de graines) À appliquer localement sur les varices.
- **DÉCOCTION** (d'écorce ou de graines coupées en morceaux) Ajoutée à un bain chaud, soulage les veines variqueuses et les douleurs articulaires.
- **ÉCORCE** Réduite en poudre, soulage diarrhée, veines variqueuses et catarrhe.

INDICATIONS

● **VARICES**
Par voie interne, doses faibles à modérées, ou application locale sous forme de lotion, onguent ou gel, renforce les parois veineuses et réduit ainsi varices et hémorroïdes. Autre indication : ulcère gastrique et engelures.

● **RÉTENTION D'EAU**
Lutte contre la rétention d'eau en augmentant la perméabilité capillaire, ce qui favorise la résorption de l'excès de liquide.

● **RHUMATISMES**
Selon la tradition populaire, porter un marron dans sa poche est censé prévenir et guérir l'arthrite. En traitement externe, un extrait huileux de marron d'Inde soigne les rhumatismes.

● **TROUBLES RESPIRATOIRES**
Aux États-Unis, on prescrivait des décoctions de feuilles pour soigner la coqueluche. Le marron d'Inde soigne catarrhe et bronchite.

● **MISE EN GARDE**
Potentiellement toxique en cas d'absorption. Automédication à éviter, excepté sous forme de lotion, onguent ou gel appliqués sur peau saine. Peler toujours le marron, car la peau peut être toxique.

ALLIUM SATIVUM

AIL

Immunostimulant ◆ Infections cutanées et pulmonaires ◆ Fluidifie le sang

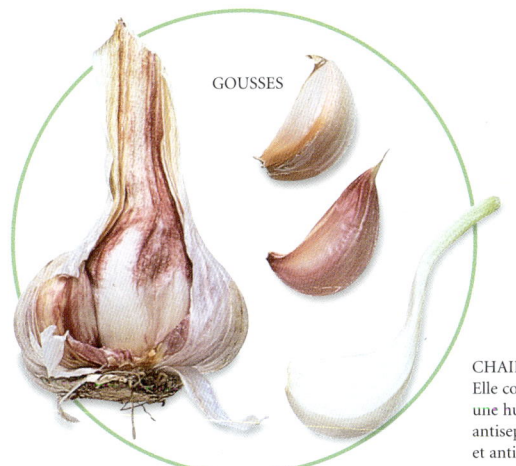

BULBE L'ail est utilisé pour ses vertus curatives depuis des millénaires.

GOUSSES

CHAIR Elle contient une huile volatile antiseptique et antibiotique.

PROPRIÉTÉS

- HYPOTENSEUR
- ANTIBIOTIQUE
- EXPECTORANT
- ANTIDIABÉTIQUE

PRÉPARATIONS

- **AIL ÉMINCÉ** Utilisé en cuisine, il réduit le taux de cholestérol et stimule le système immunitaire.
- **GÉLULES** Complément nutritionnel qui contient de l'huile d'ail et accroît la résistance aux infections.
- **COMPRIMÉS** En prise quotidienne selon posologie conseillée, soignent hypertension et bronchite.

INDICATIONS

● **CIRCULATION**
En fluidifiant le sang, l'ail prévient les troubles cardiovasculaires et les thromboses. Il réduit le taux de cholestérol sanguin et dilate les vaisseaux périphériques, ce qui abaisse la tension artérielle.

● **INFECTIONS PULMONAIRES**
Excellent contre toutes les formes d'infections pulmonaires, de même que pour soigner rhumes, otites et grippes. Associé aux antibiotiques traditionnels, en renforce l'action et en évite les effets secondaires indésirables.

● **DIGESTION**
Soulage gastro-entérites et dysenterie. Il débarrasse aussi l'organisme des parasites intestinaux.

● **DIABÈTE**
Contribue à la régulation du taux de sucre dans le sang ; recommandé dans les cas de diabète tardif.

● **PROBLÈMES DE PEAU**
On peut frictionner directement la peau avec des gousses d'ail fraîches pour lutter contre l'acné et les infections cutanées mineures.

● **MISE EN GARDE**
Ne pas donner aux enfants de moins de 12 ans comme médicament.

ALOE VERA

Égratignures, brûlures légères et coups de soleil ◆ Varices
◆ Colopathie fonctionnelle et constipation

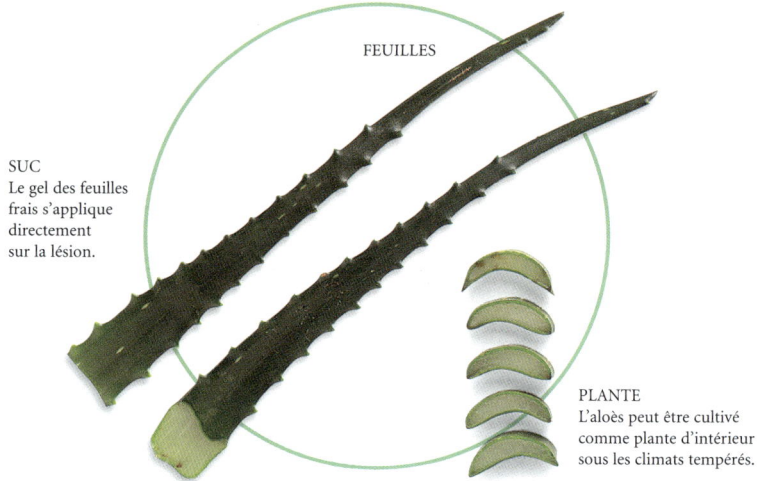

FEUILLES

SUC
Le gel des feuilles fraîs s'applique directement sur la lésion.

PLANTE
L'aloès peut être cultivé comme plante d'intérieur sous les climats tempérés.

PROPRIÉTÉS

- CICATRISANT
- ÉMOLLIENT
- CHOLÉRÉTIQUE
- LAXATIF

PRÉPARATIONS

- **GEL** En cas de brûlure, appliquez sur la peau le gel récolté sur les feuilles.
- **ALOÈS AMER** Les feuilles exsudent un liquide amer que l'on dessèche. Efficace contre la constipation.
- **TEINTURE** Se prépare à partir de l'aloès amer. Pour stimuler l'appétit : 5 gouttes dans de l'eau avant les repas.

INDICATIONS

● **SOINS DE LA PEAU**
La lotion d'aloe vera est réputée pour ses vertus, et Cléopâtre lui attribuait sa beauté.

● **PREMIERS SOINS**
Indispensable à la maison pour les brûlures, égratignures et coups de soleil. Quand on casse la feuille, elle exsude un gel adoucissant à appliquer sur la partie affectée.

● **PROBLÈMES DE PEAU**
Les vertus calmantes et astringentes du gel sont adaptées à tous les problèmes cutanés, en particulier l'eczéma. Soulage aussi dans une certaine mesure les varices.

● **ULCÈRES**
Les vertus protectrices et curatives de l'aloe vera sont les mêmes par voie interne : le gel soulage ulcères gastriques et colopathie fonctionnelle.

● **LAXATIF**
Le liquide jaune et amer exsudé par les feuilles est un puissant laxatif qui stimule le fonctionnement de l'intestin et donne un résultat 8 à 12 heures après sa prise.

● **MISE EN GARDE**
Ne pas mettre d'aloès amer sur la peau. À éviter pendant la grossesse, ainsi qu'en cas d'hémorroïdes ou de troubles rénaux.

ANGELICA SINENSIS

ANGÉLIQUE CHINOISE

Digestion et circulation ◆ Cycles menstruels irréguliers et règles douloureuses ◆ Anémie

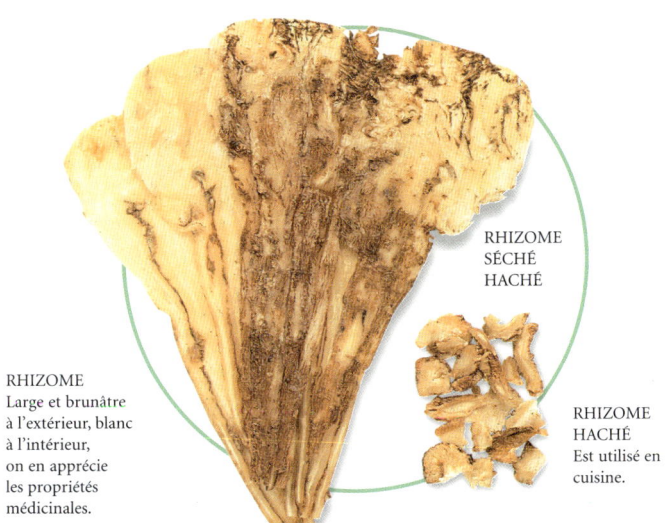

RHIZOME
Large et brunâtre à l'extérieur, blanc à l'intérieur, on en apprécie les propriétés médicinales.

RHIZOME SÉCHÉ HACHÉ

RHIZOME HACHÉ
Est utilisé en cuisine.

PROPRIÉTÉS

- TONIQUE SANGUIN
- ANTISPASMODIQUE
- SÉDATIF
- RÉGULATEUR DU FLUX MENSTRUEL

PRÉPARATIONS

- **RHIZOME HACHÉ** Ingrédient très présent dans la cuisine chinoise.
- **IINFUSION** Mauvaise circulation, faire infuser 1 c. à café de rhizome haché dans 1 tasse d'eau. En boire 1 ou 2 tasses par jour. On peut faire des décoctions de racine.
- **TEINTURE** Règles douloureuses ou anémie, prendre ½ c. à café dans de l'eau, de 1 à 3 fois par jour.

INDICATIONS

● **CIRCULATION**
Connue sous le nom de Dong Quai, l'angélique chinoise est une plante qui « réchauffe ». Elle améliore la circulation dans l'abdomen, les mains et les pieds. Tonique digestif, on l'utilise aussi en cataplasme sur abcès et furoncles.

● **TONIQUE SANGUIN**
Bien connue en Chine pour ses vertus toniques, la racine peut être prise en décoction en cas d'anémie ou de perte de sang : teint pale, palpitations, manque de vitalité. La plante entière stimule le foie.

● **CYCLE MENSTRUEL**
Tonique idéal pour les femmes sujettes aux règles abondantes et douloureuses avec risque d'anémie, régularise le flux menstruel et les contractions utérines. En comprimés, c'est un bon complément nutritionnel pour tous les problèmes féminins.

● **STÉRILITÉ**
En tant que tonique utérin, lutte contre la stérilité : complément nutritionnel ou décoction de racine. Autre indication : reconstituant après l'accouchement.

● **MISE EN GARDE**
À éviter pendant la grossesse et en cas de diabète.

APIUM GRAVEOLENS

CÉLERI

Cystite et infections urinaires ◆ Arthrite

◆ Asthme et bronchite

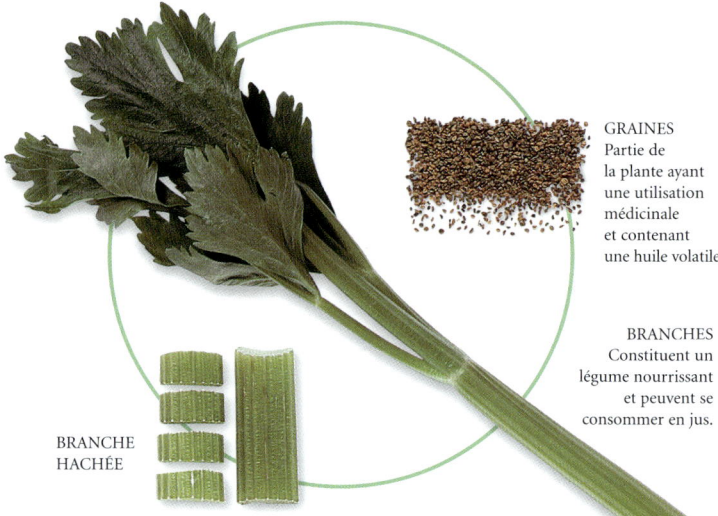

GRAINES
Partie de la plante ayant une utilisation médicinale et contenant une huile volatile.

BRANCHES
Constituent un légume nourrissant et peuvent se consommer en jus.

BRANCHE HACHÉE

PROPRIÉTÉS

- DIURÉTIQUE
- ANTIRHUMATISMAL
- ANTISEPTIQUE URINAIRE
- HYPOTENSEUR

PRÉPARATIONS

- **GRAINES** Sous forme de poudre, de teinture ou d'infusion, elles soulagent toutes sortes de maux.
- **BRANCHES** Aliment de bonne valeur nutritionnelle, peuvent aussi être consommées sous forme de jus. L'effet thérapeutique des graines est plus puissant.
- **HUILE ESSENTIELLE** Calmant du système nerveux central.

INDICATIONS

● **DRAINEUR**
Le jus constitue une boisson nutritive qui détoxique l'organisme. Draineur rénal, les graines ont aussi un effet désacidifiant, ce qui soulage l'arthrite.

● **DIURÉTIQUE**
Les graines de céleri sont un diurétique doux aux vertus antiseptiques significatives. Traitement efficace de la cystite, elles désinfectent la vessie.

● **INFECTIONS PULMONAIRES**
Les graines sont bonnes pour lutter contre la bronchite et l'asthme.

● **CIRCULATION**
Les graines facilitent l'afflux de sang vers les muscles et les articulations.

● **HYPERTENSION**
En combinaison avec d'autres plantes, les graines, ainsi que l'huile essentielle, ont un effet hypotenseur.

● **MISE EN GARDE**
Le céleri est déconseillé aux femmes enceintes et aux personnes souffrant de troubles rénaux. Ne pas faire un usage médicinal des graines destinées à la culture. Ne prendre l'huile essentielle de céleri par voie interne que sur avis d'un thérapeute.

ARCTIUM LAPPA

BARDANE

Détoxication ◆ Démangeaisons et irritations cutanées telles qu'eczéma et psoriasis ◆ Acné et abcès

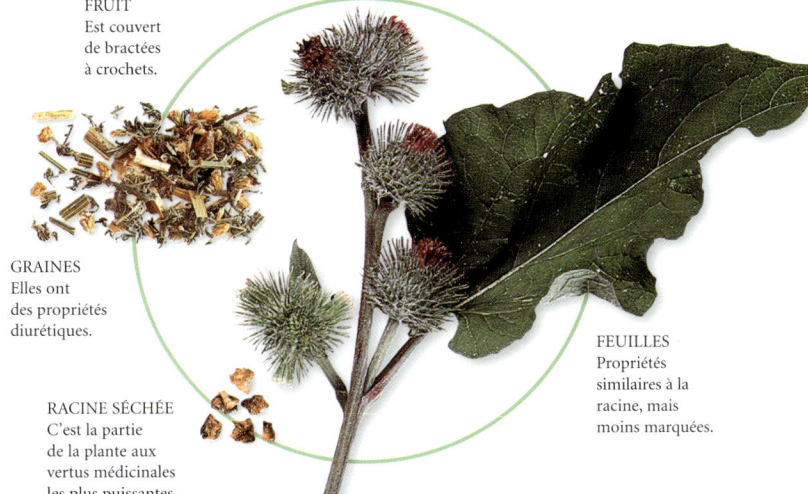

FRUIT
Est couvert de bractées à crochets.

GRAINES
Elles ont des propriétés diurétiques.

RACINE SÉCHÉE
C'est la partie de la plante aux vertus médicinales les plus puissantes.

FEUILLES
Propriétés similaires à la racine, mais moins marquées.

PROPRIÉTÉS

- DRAINEUR
- DIURÉTIQUE DOUX
- ANTIFONGIQUE
- ANTISEPTIQUE

PRÉPARATIONS

- **INFUSION** Acné : lotionner le visage avec une infusion de graines. Rhume : décoction de graines.
- **CATAPLASME** Appliquer un cataplasme de feuilles sur abcès et furoncles.
- **TEINTURE** (de racine) Arthrite et problèmes cutanés : 20 gouttes diluées dans de l'eau, 2 ou 3 fois par jour pendant un mois.

INDICATIONS

● **DÉPURATIF**
C'est l'un des principaux dépuratifs des pharmacopées occidentale et chinoise. La tradition populaire la tient pour un bon purifiant du sang et la fait entrer dans la composition de potions diverses, tel le cordial à la bardane et au pissenlit. Les graines éliminent les toxines en cas de fièvre, oreillons et rougeole. La racine détoxique l'organisme en cas d'arthrite et de problèmes cutanés chroniques.

● **PROBLÈMES DE PEAU**
Les vertus diurétiques et antibiotiques de la bardane et sa légère amertume la rendent utile pour soigner les affections cutanées, surtout lorsque l'intoxication en est le facteur clé : acné, furoncles, abcès, infections localisées, eczéma, psoriasis, érythème fessier et croûtes de lait. Lotionner avec une décoction de racine les mycoses telles que pied d'athlète et teigne.

● **CALCULS RÉNAUX**
La bardane est le remède classique de la goutte et des calculs rénaux.

● **REFROIDISSEMENT**
Ses vertus antibiotiques et dépuratives en font un excellent remède des refroidissements avec mal de gorge et toux.

ASTRAGALUS MEMBRANACEUS

ASTRAGALE

Immunostimulant ◆ Donne des forces et de l'endurance
◆ Augmente la résistance au froid

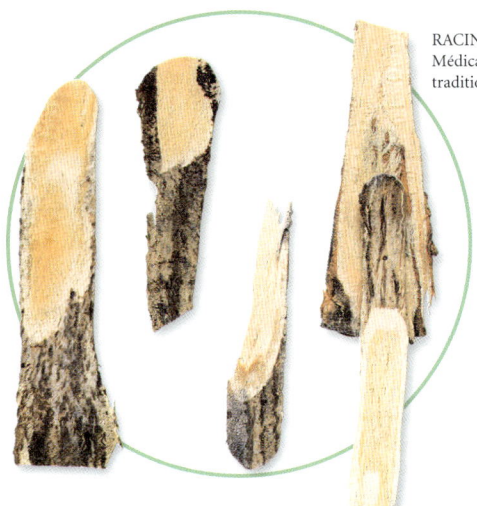

RACINE
Médicament tonique traditionnel en Chine.

RACINES SÉCHÉES

PROPRIÉTÉS
- IMMUNOSTIMULANT
- DIURÉTIQUE
- VASODILATATEUR
- ANTIVIRAL

PRÉPARATIONS
- **DÉCOCTION** Généralement préparée avec la racine, associée à l'angélique chinoise ou à la cannelle.
- **RACINE FRITE** Faites frire 5 à 10 g de racine, à sec ou avec 1 c. à café de miel, et consommez la racine frite à tous les repas : tonique et stimulant.
- **TEINTURE (de racine)** Sueurs nocturnes : prendre 1 c. à café avec de l'eau, 1 ou 2 fois par jour.

INDICATIONS

● **TONIQUE**
Effet tonique peut-être supérieur à celui du ginseng pour les individus jeunes. En Chine, on dit qu'il réchauffe et tonifie le corps en l'aidant à s'adapter aux conditions extérieures, en particulier au froid. L'astragale stimule les défenses immunitaires et accroît la résistance physique, ce qui en fait le remède idéal des athlètes.

● **TRANSPIRATION**
Vasodilatateur, ce qui signifie qu'elle stimule la circulation périphérique, l'astragale lutte aussi contre la transpiration excessive et les sueurs nocturnes. Elle réduit la rétention d'eau et calme la soif.

● **INFECTIONS VIRALES**
Utile pour soigner les infections virales bénignes, tel le rhume.

● **TONIQUE SANGUIN**
Les recherches tendent à prouver que l'astragale est un bon hypotenseur et peut soigner l'anémie. En tant que tonique sanguin, on l'associe souvent à l'angélique chinoise. Utile dans le cas de prolapsus, surtout utérin, et d'hémorragie utérine.

● **MISE EN GARDE**
À éviter en cas de problème cutanés.

BAROSMA BETULINA

Buchu

Cystites et autres infections urinaires
◆ Flatulences ◆ Digestion difficile

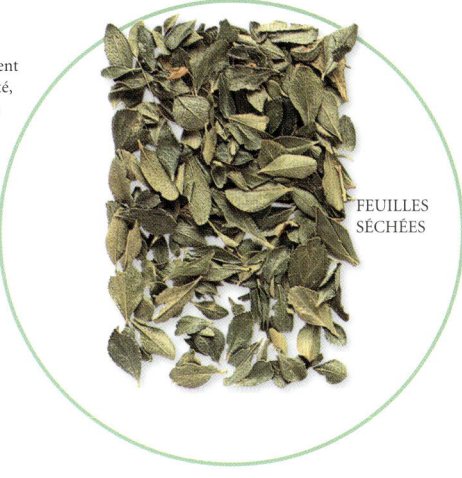

FEUILLES Doivent être récoltées l'été, contiennent une huile volatile antiseptique.

FEUILLES SÉCHÉES

PROPRIÉTÉS
- ANTISEPTIQUE URINAIRE
- DIURÉTIQUE
- STIMULANT
- STIMULANT UTÉRIN

PRÉPARATIONS
- **GÉLULES** Ainsi conditionnée, la plante réduite en poudre est plus facile à prendre. En cas de cystite, 1 gélule de 500 mg, 2 fois par jour.
- **INFUSION À** préférer à la teinture, l'infusion se prépare avec les feuilles, au fort pouvoir aromatique.
- **TEINTURE** (de feuilles) En cas d'infection urinaire, prendre 40 gouttes dans un peu d'eau, 3 fois par jour.

INDICATIONS

● **INFECTIONS URINAIRES**
C'est la principale et la plus courante indication du buchu qui est un puissant antiseptique urinaire. Associé à d'autres plantes, tels les stigmates de maïs et le genièvre, il soulage efficacement les crises de cystite aiguë. Une prise régulière prévient l'infection récurrente. Lorsque la cystite est liée à une candidose préexistante, le prendre en infusion. Le buchu est indiqué dans les cas de prostatisme avec problème de vessie, souvent associé aux stigmates de maïs ou à la busserole.

● **DIURÉTIQUE**
Remède traditionnel des Hottentots, peuple de pasteurs nomades du sud de l'Afrique, en tant que tonique général et diurétique, c'est aussi un carminatif qui soulage les flatulences.

● **DOUCHE VAGINALE**
L'infusion peut être utilisée en douche vaginale en cas de leucorrhée (pertes blanches) ou de muguet vaginal.

● **MISE EN GARDE**
À éviter pendant la grossesse et l'allaitement, en raison de la présence de pulégone, un composant qui stimule l'écoulement du flux menstruel.

CALENDULA OFFICINALIS

SOUCI

Égratignures, irritations cutanées et coups de soleil
◆ Pied d'athlète et mycoses ◆ Règles douloureuses

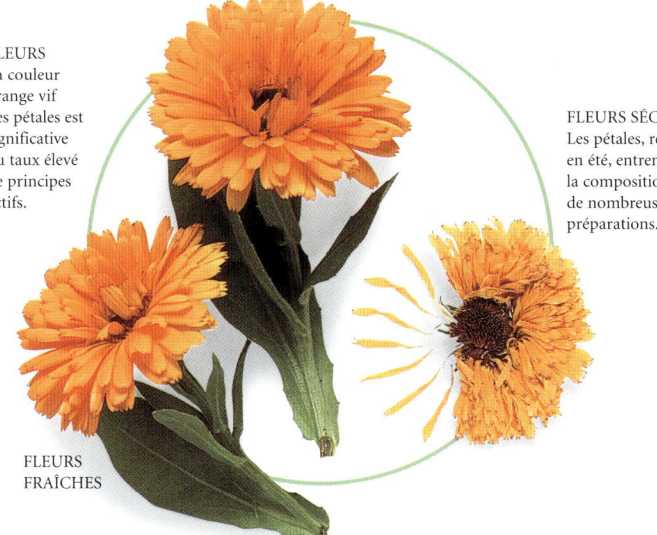

FLEURS
La couleur orange vif des pétales est significative du taux élevé de principes actifs.

FLEURS SÉCHÉES
Les pétales, récoltés en été, entrent dans la composition de nombreuses préparations.

FLEURS FRAÎCHES

PROPRIÉTÉS

- ANTI-INFLAMMATOIRE
- CICATRISANT
- ANTISEPTIQUE
- ASTRINGENT
- DÉPURATIF

PRÉPARATIONS

- **POMMADE** (de pétales) À appliquer sur les coupures, égratignures, peau sèche et coups de soleil.
- **HUILE MACÉRÉE** Entre souvent dans la composition des crèmes de soin ; antifongique, elle soulage efficacement le muguet vaginal.
- **INFUSION** À prendre en cas de mycose. Employer en bain de bouche dans le cas d'aphtes.

INDICATIONS

● **PROBLÈMES DE PEAU**
Excellent calmant des rougeurs et des inflammations, le souci est conseillé en cas d'acné et d'érythème fessier ; en période d'allaitement, il soulage les mamelons douloureux. C'est un traitement efficace de la teigne, du pied d'athlète et du muguet.

● **DÉPURATIF**
Excellent draineur, le souci traite l'intoxication de l'organisme à la base de la plupart des maladies chroniques ; c'est également un draineur hépatique et des voies biliaires.

● **GASTRITE**
Par voie interne, la tisane de souci ou la teinture soulagent les troubles inflammatoires du tube digestif : ulcères gastriques, gastrite, iléite et colite.

● **PREMIERS SOINS**
Le souci aide à combattre l'infection et accélère la cicatrisation ; il est conseillé dans le cas de coupures, égratignures, plaies et coups de soleil.

● **MISE EN GARDE**
À ne pas confondre avec le souci français, *Tagetes patula*.

CAPSICUM FRUTESCENS

PIMENT DE GUINÉE

Troubles circulatoires ◆ Troubles digestifs

◆ Rhumatisme et arthrite

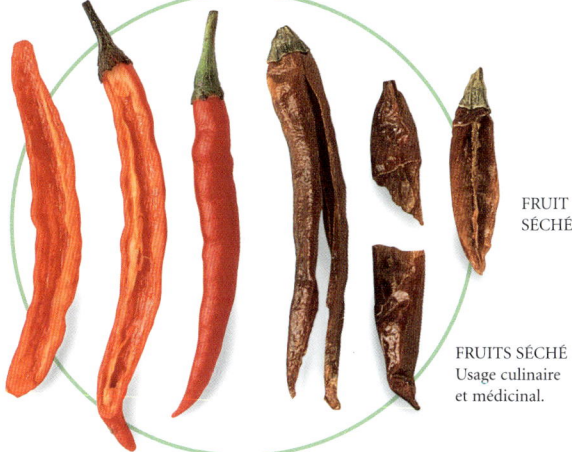

FRUIT FRAIS
Les fruits de forme conique sont remplis de graines blanches.

FRUIT SÉCHÉ

FRUITS SÉCHÉ
Usage culinaire et médicinal.

PROPRIÉTÉS

- STIMULANT
- ANTISEPTIQUE
- ANTISPASMODIQUE
- ACTIVE LA CIRCULATION PÉRIPHÉRIQUE
- ANALGÉSIQUE

PRÉPARATIONS

- POUDRE À usage culinaire, on peut aussi en faire des infusions, l'ajouter à des liquides, en faire un onguent.
- HUILE MACÉRÉE En massage, elle réchauffe articulations et muscles douloureux.
- COMPRIMÉS Pour un traitement de longue durée, surtout dans le cas de troubles circulatoires.

INDICATIONS

● **ARTHRITE**
Rubéfiant, il améliore la circulation sanguine, ce qui peut soulager l'arthrite et les rhumatismes.

● **CIRCULATION**
Le piment de Guinée réchauffe en favorisant l'afflux de sang vers les extrémités et les organes internes. On peut prendre la poudre par voie interne, l'appliquer sur les engelures non ouvertes ou à l'intérieur des chaussettes pour réchauffer les pieds.

● **MAUX DE GORGE**
Bon préventif de l'infection, excellent en cas d'angine et de laryngite. Gargarisme : une pincée dans 2,5 cl de jus de citron dilué dans de l'eau chaude additionnée de miel.

● **DIGESTION**
Prévention et traitement des infections du tube digestif. Stimule la sécrétion des sucs digestifs. Soulage flatulence et colite.

● **MISE EN GARDE**
Ne pas prendre les graines blanches seules. À éviter en cas d'hyperacidité gastrique et d'ulcère. Déconseillé en usage médicinal pendant la grossesse et l'allaitement. Éviter de se toucher les yeux après manipulation.

CARDUUS MARIANUS

CHARDON-MARIE

Protecteur hépatique ◆ Abus d'alcool

◆ Dépression

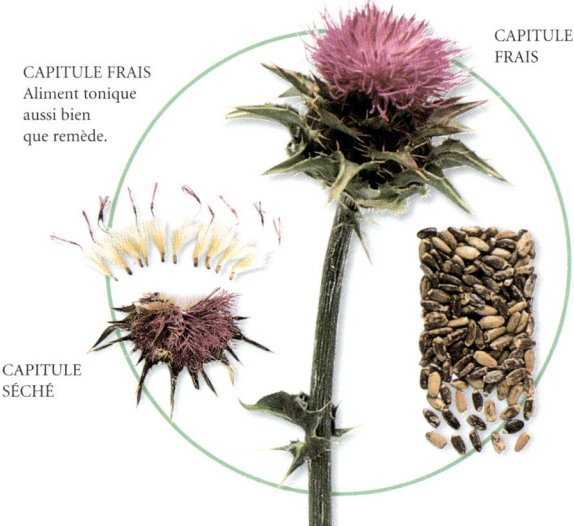

CAPITULE FRAIS
Aliment tonique aussi bien que remède.

CAPITULE FRAIS

GRAINES
Elles contiennent un protecteur hépatique, la silymarine.

CAPITULE SÉCHÉ

PROPRIÉTÉS

- PROTECTEUR ET DRAINEUR HÉPATIQUE
- CHOLÉRÉTIQUE
- GALACTOGÈNE

PRÉPARATIONS

- **GÉLULES** contenant des graines. Abus d'alcool : prendre 1 gélule de 500 mg.
- **DÉCOCTION** En cas d'hépatite, prendre ½ tasse de décoction de graines par jour.
- **TEINTURE** (de graines) Conseillée en cas de troubles hépatiques. Prendre jusqu'à 1 cl par jour dans de l'eau chaude que vous laissez refroidir.

INDICATIONS

● **TROUBLES HÉPATHIQUES**
Plante protectrice du foie, stimulant ses fonctions métaboliques et sa régénération. À prendre dans les cas d'hépatite, jaunisse, cirrhose, de même que chaque fois que le foie est mis à l'épreuve, en cas d'infection ou d'alcoolisme, par exemple. Prescrit sous forme de comprimés en traitement de fond.

● **CHIMIOTHÉRAPIE**
Le chardon-Marie peut atténuer les effets négatifs sur le foie d'une chimiothérapie prescrite en cas de cancer. Il peut également faciliter l'élimination des effets secondaires liés à ce traitement.

● **DÉPRESSION**
Depuis des siècles, cette plante est employée dans toute l'Europe pour lutter contre la dépression et la mélancolie. On faisait bouillir les capitules que l'on mangeait ensuite comme des artichauts en tant que tonique printanier après les mois d'hiver.

● **ALLAITEMENT**
Selon la tradition populaire, la marque blanche particulière sur les feuilles vient du lait de la Vierge Marie et l'on prenait la plante pour stimuler la lactation.

CASSIA SENNA

SÉNÉ

Constipation passagère ◆ Mauvaise haleine ◆ Intestin paresseux

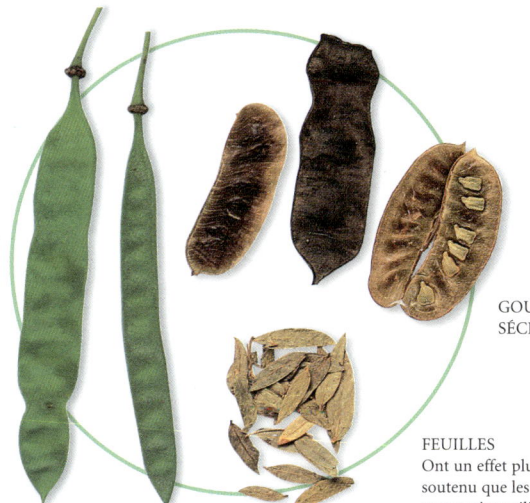

GOUSSES FRAÎCHES Entrent dans la composition de comprimés et autres préparations.

GOUSSES SÉCHÉES

FEUILLES Ont un effet plus soutenu que les gousses, sont moins utilisées.

PROPRIÉTÉS

- STIMULANT
- LAXATIF
- DÉPURATIF

PRÉPARATIONS

- **INFUSION** En cas de constipation, faire infuser pendant 15 min dans 1 tasse d'eau 1 ou 2 gousses de séné avec 1 g de gingembre frais et 1 ou 2 clous de girofle.
- **COMPRIMÉS** Présentation courante du séné, pratique en cas de constipation passagère.
- **TEINTURE** (de gousses) Prescrite pour traiter la constipation.

INDICATIONS

● **CONSTIPATION**
Laxatif puissant, très utile lors de constipation passagère. La prise est déconseillée plus de 10 jours d'affilée. Largement prescrit en médecine classique, le séné a un goût amer et déplaisant et il risque de donner des coliques ; aussi est-il le plus souvent mélangé avec d'autres plantes plus aromatiques destinées à décontracter les intestins.

● **SENNOSIDES**
Principes actifs de base du séné, les sennosides ont une action irritante sur la muqueuse intestinale provoquant une puissante contraction musculaire avec le résultat attendu environ 10 heures après la prise initiale.
Les sennosides freinent la déperdition des liquides par le gros intestin, ce qui améliore la consistance des selles.

● **MAUVAISE HALEINE**
On peut employer l'infusion en bain de bouche ou en gargarisme contre la mauvaise haleine et le mauvais goût dans la bouche.

● **MISE EN GARDE**
Ne pas donner aux enfants de moins de 12 ans. Ne pas dépasser 10 jours de prise d'affilée. À éviter en cas de colite et pendant la grossesse.

CENTELLA ASIATICA

GOTU KOLA

Tonique du système nerveux et de la mémoire

◆ Rhumatismes et mauvaise circulation ◆ Eczéma

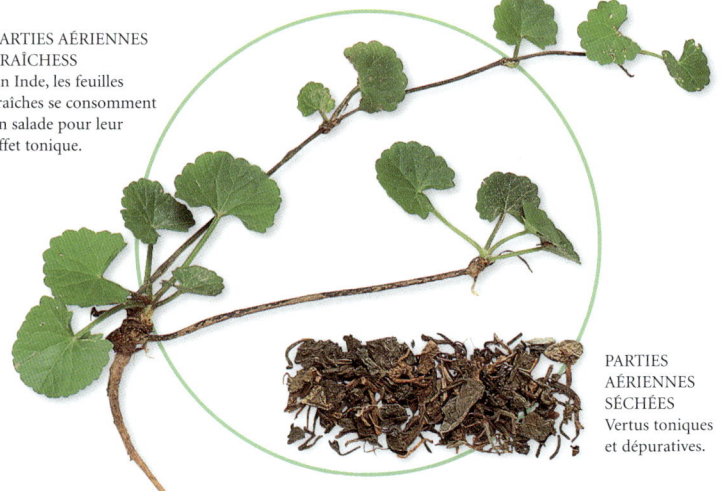

PARTIES AÉRIENNES FRAÎCHESS
En Inde, les feuilles fraîches se consomment en salade pour leur effet tonique.

PARTIES AÉRIENNES SÉCHÉES
Vertus toniques et dépuratives.

PROPRIÉTÉS

- TONIQUE
- DIURÉTIQUE DOUX
- SÉDATIF
- ANTIRHUMATISMAL
- VASODILATATEUR PÉRIPHÉRIQUE

PRÉPARATIONS

- INFUSION Rhumatisme : prendre 3,5 cl, 2 fois par jour.
- POUDRE Excellent tonique : prendre quotidiennement. 1 ou 2 g dilué dans de l'eau. On peut en faire une pâte à appliquer sur l'eczéma.
- TEINTURE Améliore la mémoire et la concentration. Prendre 30 gouttes dans un peu d'eau, 3 fois par jour.

INDICATIONS

● **PROBLÈMES DE PEAU**
Ancien remède ayurvédique utilisé en Inde pour soigner la lèpre, les ulcérations de la peau, l'eczéma et autres problèmes cutanés.

● **RHUMATISMES**
Ses vertus anti-inflammatoires en font, en Occident, un bon remède des rhumatismes, de l'arthrite rhumatoïde et des troubles circulatoires.

● **FERTILITÉ**
En Inde, les femmes prennent cette plante pour augmenter leur fertilité. Des recherches récentes semblent indiquer un effet contraire.

● **DIGESTION**
En Inde, on donne les feuilles fraîches aux enfants atteints de dysenterie. La plante est utilisée comme tonique digestif. Elle est aussi utile en cas de fièvre et de troubles abdominaux.

● **NUTRIMENT CÉRÉBRAL**
Parfois mangée en salade, cette plante a en Inde une longue réputation de dépuratif et de « régénérateur » du système nerveux, améliorant la concentration et la mémoire.

● **MISE EN GARDE**
Peut provoquer une photosensibilité. N'est pas en vente libre dans certains pays.

CHAMOMILLA RECUTITA

CAMOMILLE ALLEMANDE

Eczéma et problèmes cutanés ◆ Douleurs musculaires ◆ Tension nerveuse et irritabilité

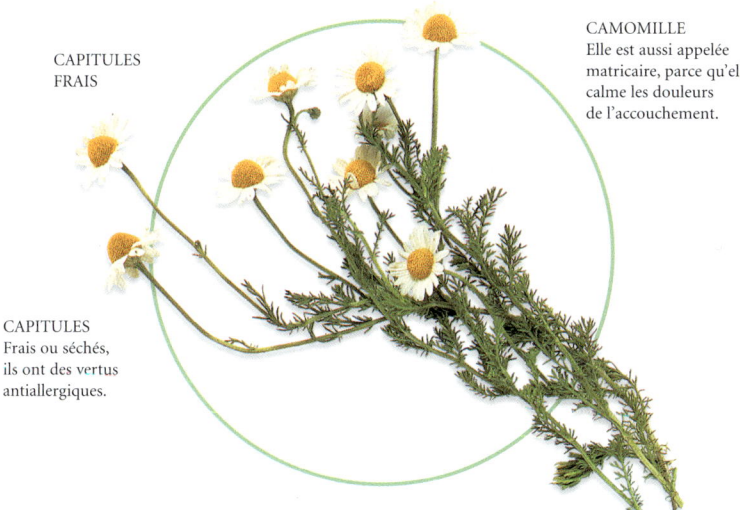

CAPITULES FRAIS

CAMOMILLE
Elle est aussi appelée matricaire, parce qu'elle calme les douleurs de l'accouchement.

CAPITULES
Frais ou séchés, ils ont des vertus antiallergiques.

PROPRIÉTÉS

- ANTI-INFLAMMATOIRE
- ANTISPASMODIQUE
- RELAXANT
- CARMINATIF
- ANTIALLERGIQUE

PRÉPARATIONS

- **INFUSION** La plante séchée peut être prise en tisane ou ajoutée à l'eau du bain.
- **POMMADE** En onction sur une peau irritée.
- **HUILE ESSENTIELLE** En pommade dans le cas d'érythème fessier ou en lotion dans le cas d'eczéma. En mettre 2 ou 3 gouttes dans une soucoupe d'eau chaude que l'on garde toute la nuit à côté du lit en cas de rhume.

INDICATIONS

● **DIGESTION**
Dès l'Antiquité, on attribue à la camomille des vertus digestives. On l'emploie dans le cas de gastrite, flatulences, colique, indigestion et hyperacidité, et aussi de hernie hiatale, ulcère gastrique, maladie de Crohn et colopathie fonctionnelle.

● **MUSCLES**
La camomille contient un puissant antispasmodique qui soulage les douleurs musculaires ainsi que les douleurs menstruelles.

● **INSOMNIE**
Elle apaise l'irritabilité et favorise le sommeil, surtout chez les enfants. Pour bien dormir, prendre une tasse de tisane au coucher.

● **RHUME DES FOINS**
Antiallergique, elle est efficace dans le cas de rhume des foins, asthme, rhinite et bronchite.

● **PROBLÈMES DE PEAU**
En pommade, soulage les démangeaisons et l'eczéma, de même que la fatigue oculaire.

● **MISE EN GARDE**
La plante fraîche peut être à l'origine de dermatite. Ne prendre l'huile essentielle par voie interne que sur avis d'un thérapeute. À éviter pendant la grossesse, même en usage externe.

CIMICIFUGA RACEMOSA

CIMICAIRE

Bouffées de chaleur de la ménopause

◆ Règles douloureuses ◆ Arthrite

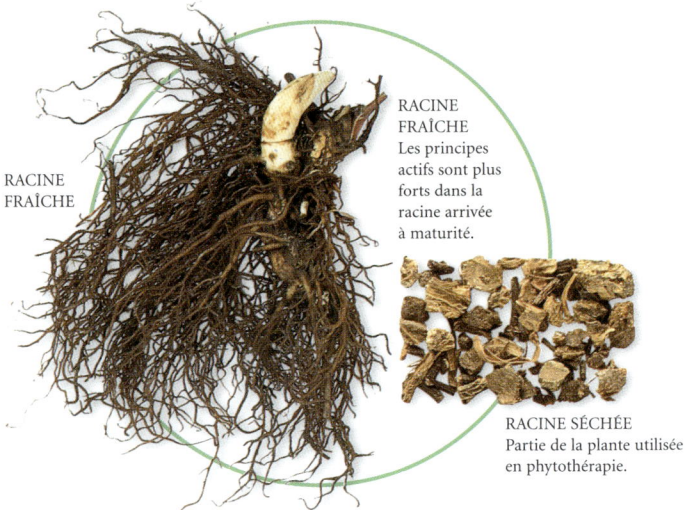

RACINE FRAÎCHE

RACINE FRAÎCHE
Les principes actifs sont plus forts dans la racine arrivée à maturité.

RACINE SÉCHÉE
Partie de la plante utilisée en phytothérapie.

PROPRIÉTÉS

- RÉGULARISE LES RÈGLES
- ANTIRHUMATISMAL
- EXPECTORANT
- SÉDATIF

PRÉPARARTIONS

- DÉCOCTION (de racine séchée) ½ tasse, 2 fois par jour pour soulager les rhumatismes.
- COMPRIMÉS (de poudre de plante) Agit sur les troubles liés à la ménopause, tels que bouffées de chaleur et sautes d'humeur.
- TEINTURE Pour soulager les règles douloureuses, prendre 3 fois par jour 40 g dans 10 cl d'eau.

INDICATIONS

● **MÉNOPAUSE**
Cette plante traite les symptômes de la ménopause, tels que bouffées de chaleur, dépression, asthénie et sautes d'humeur, surtout en association avec le millepertuis.

● **CYCLE MENSTRUEL**
Les Indiens d'Amérique l'utilisaient pour les problèmes gynécologiques, ce qui lui a valu le nom de « racine de squaw ». Stimulant de l'utérus, on l'emploie pour soulager les règles douloureuses et les troubles menstruels, lorsque le taux de progestérone est trop élevé.

● **ARTHRITE**
La racine est conseillée pour soulager les douleurs inflammatoires de l'arthrite et des rhumatismes, y compris l'arthrite rhumatoïde.

● **HYPERTENSION**
Les vertus sédatives de cette plante la font recommander dans le cas d'hypertension artérielle. Elle a aussi d'autres indications, tels les acouphènes (bourdonnements d'oreilles), la coqueluche et l'asthme.

● **MISE EN GARDE**
À éviter pendant la grossesse et l'allaitement. N'est pas en vente libre dans certains pays.

CINNAMOMUM VERUM

CANNELLE

Nausées, vomissements et diarrhées

◆ Digestion ◆ Circulation

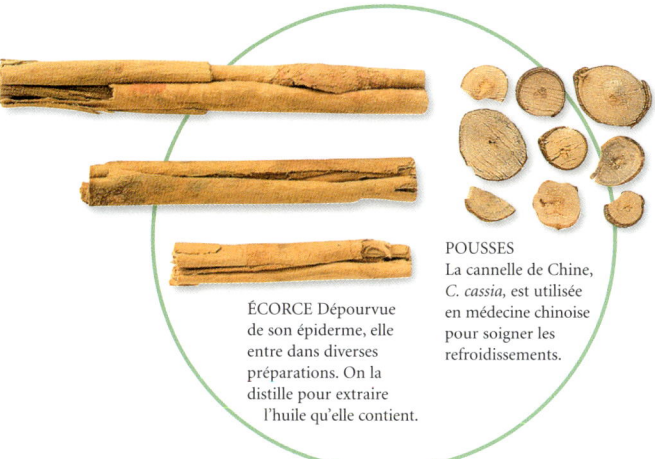

ÉCORCE Dépourvue de son épiderme, elle entre dans diverses préparations. On la distille pour extraire l'huile qu'elle contient.

POUSSES La cannelle de Chine, *C. cassia*, est utilisée en médecine chinoise pour soigner les refroidissements.

PROPRIÉTÉS

- RÉCHAUFFANT ET STIMULANT
- CARMINATIF
- ANTISEPTIQUE
- ANTIVIRAL

PRÉPARATIONS

- **INFUSION** En cas de rhume ou grippe prendre ½ tasse d'infusion, 2 ou 3 fois par jour.
- **HUILE ESSENTIELLE** (écorce distillée) En cas de piqûre de guêpe, tamponner localement. En cas de toux, inhaler.
- **POUDRE** Surtout utilisée en Inde pour faciliter la digestion. Prendre ¼ de c. à café, 2 ou 3 fois par jour dans de l'eau.

INDICATIONS

● **DIGESTION**
La cannelle facilite la digestion. Éliminant la fatigue générale, elle est conseillée plus particulièrement dans le traitement de l'asthénie et au cours de la convalescence.

● **NAUSÉES**
Bon remède des nausées, vomissements et diarrhées. Ajouter de l'huile essentielle de cannelle à de l'huile de tournesol ou de l'huile d'amande douce pour s'en masser l'estomac.

● **RHUME & GRIPPE**
Les propriétés antivirales de son huile volatile soulagent les douleurs articulaires et autres symptômes grippaux. On lui attribue aussi des vertus fébrifuges.

● **CIRCULATION**
En Inde et en Occident, la cannelle est connue depuis longtemps pour ses vertus réchauffantes en cas de coup de froid, souvent associée au gingembre. Elle stimule la circulation, surtout aux extrémités.

● **MISE EN GARDE**
Consommée en excès, la cannelle peut être toxique. Ne prendre l'huile essentielle par voie interne que sur avis d'un thérapeute. À éviter pendant la grossesse.

CITRUS LIMON

CITRON

Bon pour la santé en général ◆ Rhume et grippe
◆ Maux de gorge, aphtes et gingivite

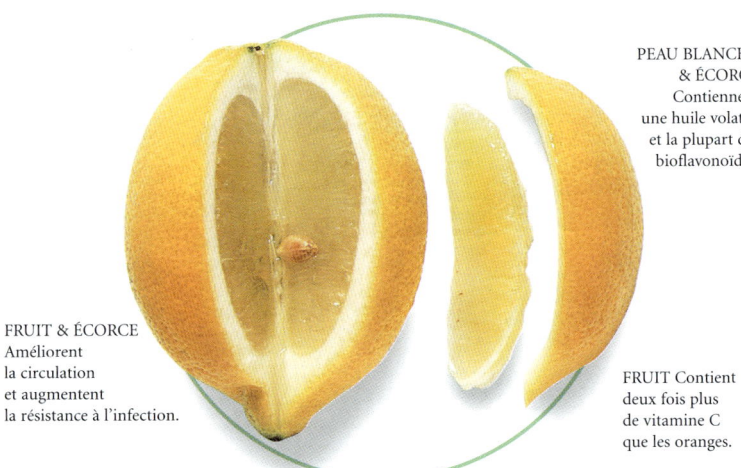

PEAU BLANCHE & ÉCORCE
Contiennent une huile volatile et la plupart des bioflavonoïdes.

FRUIT & ÉCORCE
Améliorent la circulation et augmentent la résistance à l'infection.

FRUIT Contient deux fois plus de vitamine C que les oranges.

PROPRIÉTÉS

- ANTISEPTIQUE
- BACTÉRICIDE
- ANTIOXYDANT
- FÉBRIFUGE
- ANTIRHUMATISMAL

PRÉPARATIONS

- JUS À diluer pour préparer infusions et gargarismes destinés à soulager angines et problèmes gingivaux. Additionné d'ail et de cannelle, boisson chaude efficace contre les rhumes et la grippe. Antiseptique, le jus peut s'appliquer sur la peau.
- HUILE ESSENTIELLE 5 gouttes dans 1 c. à café d'huile de base pour tamponner les aphtes.

INDICATIONS

● **TONIQUE GÉNÉRAL**
Le citron est un excellent tonique général utile pour accompagner le traitement de la plupart des maladies chroniques. Il permet de rester en bonne santé.

● **PROBLÈMES BUCCAUX**
Ses vertus antiseptiques font du jus de citron un gargarisme qui soulage saignements de gencives, aphtes et maux de gorge.

● **RHUME & GRIPPE**
Le jus de citron est bon pour lutter contre le rhume, la grippes et les infections des bronches. Il accroît la résistance à l'infection de l'estomac, du foie et des intestins.

● **VARICES**
Il tonifie les parois des vaisseaux sanguins, en particulier veines et capillaires, et peut ainsi limiter la formation de varices et de bleus. Efficace contre l'artériosclérose (épaississement des parois artérielles).

● **PREMIERS SOINS**
Appliquer le jus de citron en tant qu'antiseptique directement sur acné, coups de soleil, verrues, pied d'athlète, piqûres d'insecte, engelures et teigne.

● **MISE EN GARDE**
Ne prendre l'huile essentielle par voie interne que sur avis d'un thérapeute.

COMMIPHORA MOLMOL

MYRRHE

Aphtes et gingivite ◆ Acné et problèmes cutanés d'origine inflammatoire ◆ Bronchite et catarrhe

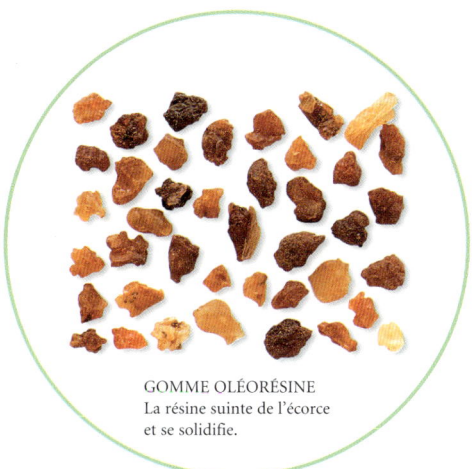

GOMME OLÉORÉSINE
La résine suinte de l'écorce et se solidifie.

PROPRIÉTÉS

- TONIQUE
- ANTISEPTIQUE
- ANTI-INFLAMMATOIRE
- ASTRINGENT
- EXPECTORANT
- ANTISPASMODIQUE

PRÉPARATIONS

- TEINTURE (de résine) La myrrhe n'est pas soluble dans l'eau, on l'utilise sous forme de poudre ou de teinture plutôt qu'en infusion.
- HUILE ESSENTIELLE Antiseptique qui peut être appliqué dilué sur les lésions. En cas de sinusite, diluer 3 gouttes dans 1 c. à café d'huile de base ; masser la zone des sinus.

INDICATIONS

● **BOUCHE & GENCIVES**
La myrrhe est un excellent remède de la bouche et de la gorge. Son goût est légèrement amer. C'est l'une des plantes les plus efficaces pour soigner angines, inflammations de la bouche et des gencives. On emploie la teinture diluée en bain de bouche et en gargarisme, pour ses vertus anti-infectieuses, anti-inflammatoires et astringentes. Tamponnez les aphtes toutes les heures.

● **FIÈVRE & INFECTION**
Remède des maladies fébriles et infectieuses, du rhume de cerveau à la mononucléose. On peut ajouter la teinture aux préparations expectorantes pour faciliter l'évacuation des sécrétions bronchiques. Ajoutez de l'huile essentielle à une huile de massage pour frictionner la poitrine en cas de bronchite ou état grippal, lorsque la toux est grasse.

● **PROBLÈMES DE PEAU**
Ses vertus astringentes en font un remède utile de l'acné, des furoncles et des inflammations bénignes de la peau.

● **MISE EN GARDE**
À éviter au cours de la grossesse, car c'est un tonique de l'utérus. Ne pas prendre l'huile essentielle par voie interne.

CRATAEGUS OXYACANTHA

AUBÉPINE

Angine de poitrine et maladies coronariennes

◆ Régulateur de la tension artérielle

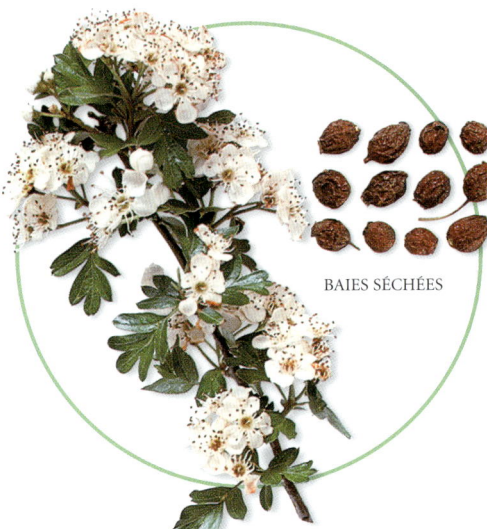

SOMMITÉS FLEURIES
Contiennent de la triméthylamine, un tonique de la circulation.

FRUIT
Cardiotonique.

BAIES SÉCHÉES

PROPRIÉTÉS

- VASODILATATEUR
- CARDIOTONIQUE
- ANTIOXYDANT
- RELAXANT

PRÉPARATIONS

- **DÉCOCTION** et infusion sont préparées avec les sommités fleuries et les baies. Elles favorisent la circulation et régularisent la tension artérielle.
- **COMPRIMÉS** (de poudre de fleurs et de baies) Très utiles en usage prolongé.
- **TEINTURE** Préparée avec les sommités fleuries et les baies, c'est la préparation la plus courante.

INDICATIONS

● **MALADIE DE CŒUR**
Considérée comme la « plante du cœur », l'aubépine est utilisée pour soigner l'angine de poitrine et les troubles coronariens ainsi que les troubles cardiaques mineurs et les arythmies. Comme la plupart des plantes, elle œuvre en harmonie avec les processus physiologiques de l'organisme, ce qui peut demander plusieurs mois de traitement. La plante augmente l'apport de sang au muscle cardiaque et diminue les symptômes. Puissant antioxydant, elle prévient et guérit la dégénérescence des vaisseaux sanguins.

● **HYPERTENSION**
Remède efficace de l'hypertension, l'aubépine améliore aussi l'hypotension. En fait, les phytothérapeutes ont constaté qu'elle régularisait la tension artérielle.

● **MÉMOIRE DÉFAILLANTE**
Associée au ginkgo, l'aubépine est utilisée pour lutter contre les pertes de mémoire et faciliter la concentration. Elle agit en améliorant la circulation sanguine dans la tête, ce qui accroît l'apport d'oxygène au cerveau.

● **MISE EN GARDE**
Ne prendre que sous surveillance médicale.

CURCUMA LONGA

CURCUMA

Cholestérol ◆ Maladies et accidents cardiaques
◆ Psoriasis et pied d'athlète

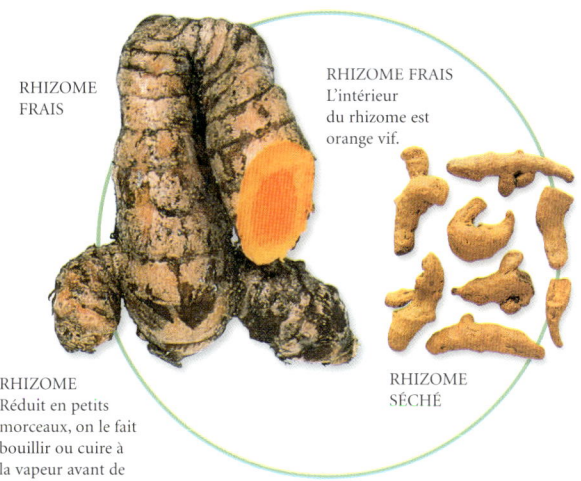

RHIZOME FRAIS

RHIZOME FRAIS
L'intérieur du rhizome est orange vif.

RHIZOME
Réduit en petits morceaux, on le fait bouillir ou cuire à la vapeur avant de le faire sécher.

RHIZOME SÉCHÉ

PROPRIÉTÉS

- ANTI-INFLAMMATOIRE
- SOULAGE LES MAUX D'ESTOMAC
- CHOLÉRÉTIQUE
- BACTÉRICIDE

PRÉPARATIONS

- **CATAPLASME** Appliquer sur la peau la pâte préparée avec la poudre. Psoriasis : mélanger 1 c. à soupe dans un peu d'eau et appliquer 3 fois par jour.
- **POUDRE** En cas de gastrite, prendre 1 c. à soupe diluée dans de l'eau, de 1 à 3 fois par jour.
- **TEINTURE** 1 c. à soupe dans 10 cl d'eau, 3 fois par jour, contre l'eczéma.

INDICATIONS

● **DIGESTION**
Connu depuis toujours pour soulager la gastrite et l'hyperacidité ; protège l'estomac en favorisant la sécrétion de sucs gastriques. Soulage aussi nausées et mal des transports.

● **TROUBLES HÉPATIQUES**
En médecine chinoise et ayurvédique, le curcuma est réputé améliorer la fonction hépatique et soigner la jaunisse.

● **CIRCULATION**
Ses vertus anti-inflammatoires, anticholestérolémiques et fluidifiantes du sang en font un remède préventif du risque de crise cardiaque.

● **ARTHRITE**
Son effet anti-inflammatoire agit sur l'arthrite, l'asthme et l'eczéma.

● **PROBLÈMES DE PEAU**
Appliqué directement sur la peau, le curcuma soigne nombre de maladies de peau, y compris le psoriasis et le pied d'athlète (affection cutanée des orteils).

● **MISE EN GARDE**
Le curcuma peut provoquer des démangeaisons. Évitez une exposition prolongée au soleil lorsque vous prenez cette plante.

DIOSCOREA VILLOSA

IGNAME SAUVAGE

Douleurs menstruelles ◆ Colopathie fonctionnelle ◆ Douleurs arthritiques

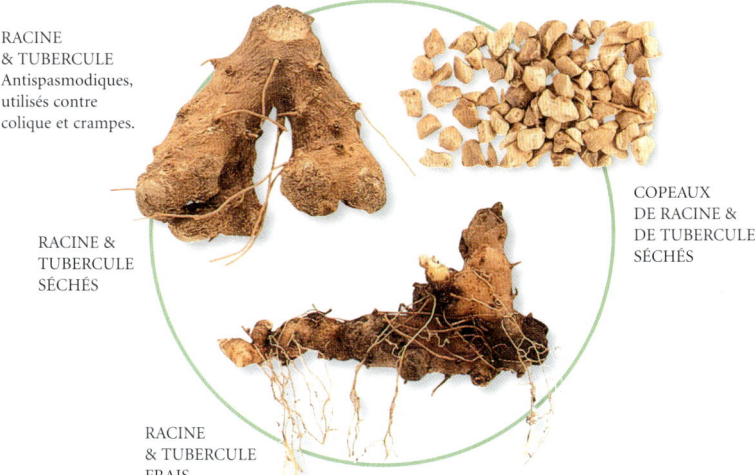

RACINE & TUBERCULE
Antispasmodiques, utilisés contre colique et crampes.

RACINE & TUBERCULE SÉCHÉS

COPEAUX DE RACINE & DE TUBERCULE SÉCHÉS

RACINE & TUBERCULE FRAIS

PROPRIÉTÉS

- ANTISPASMODIQUE
- ANTI-INFLAMMATOIRE
- ANTIRHUMATISMAL
- SUDORIFIQUE
- DIURÉTIQUE

PRÉPARATIONS

- **DÉCOCTION** (de rhizome) Colopathie fonctionnelle : ½ tasse, 2 fois par jour. Apaise les douleurs menstruelles et facilite l'accouchement.
- **TEINTURE** (de rhizome) Arthrite : ½ c. à café dans de l'eau, 2 fois par jour. Douleurs de l'accouchement : de 5 à 10 gouttes aussi souvent que nécessaire.

INDICATIONS

● **ARTHRITE & RHUMATISMES**
Les vertus antispasmodiques et anti-inflammatoires de cette plante en font un remède irremplaçable de l'arthrite et des rhumatismes.

● **DOULEURS MENSTRUELLES**
Plusieurs variétés d'igname ont une action hormonale ; l'igname sauvage contient de la diosgénine, substance entrant dans la composition des première pilules contraceptives. C'est le remède traditionnel des règles douloureuses, des douleurs ovariennes et de l'accouchement en Amérique du Nord et en Amérique centrale.

● **MÉNOPAUSE**
Contribue au maintien du taux d'œstrogène des femmes ménopausées.

● **SPASMES MUSCULAIRES**
Soulage crampes, contractures musculaires et coliques.

● **TROUBLES DIGESTIFS**
Traitement efficace de la colopathie fonctionnelle, des inflammations de la vésicule biliaire et de la diverticulose.

● **MISE EN GARDE**
À proscrire pendant la grossesse.

ECHINACEA ANGUSTIFOLIA

ÉCHINACÉA

Immunostimulant ◆ Asthme et allergies

◆ Infections cutanées

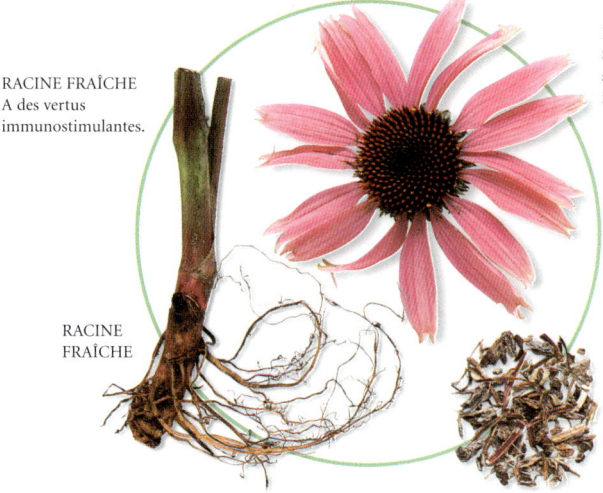

RACINE FRAÎCHE
A des vertus immunostimulantes.

FLEURS
Servent parfois à soigner les infections.

RACINE FRAÎCHE

GRAINES

PROPRIÉTÉS

- VULNÉRAIRE
- ANTI-INFLAMMATOIRE
- ANTIBIOTIQUE
- DÉPURATIF
- ANTIALLERGIQUE

PRÉPARATIONS

- **GÉLULES** (de racine en poudre) Rhume : 1 gélule de 500 mg, 3 fois par jour.
- **DÉCOCTION** Mal de gorge ou angine : se gargariser 3 fois par jour avec 5 cl.
- **COMPRIMÉS** Immunostimulant en cas d'infection.
- **TEINTURE** (de racine) Infections chroniques : ½ c. à café dans de l'eau, 3 fois par jour.

INDICATIONS

● **RHUME & GRIPPE**
Immunostimulant majeur, l'échinacéa est employé pour lutter contre les infections aussi bien virales que bactériennes, surtout prises au début. Recommandé en cas de rhume, grippe et bronchite. Le gargarisme est très efficace dans le cas d'infections de la gorge.

● **SYNDROME DE LA FATIGUE POST-VIRALE**
Cette plante qui stimule le système immunitaire est fort utile pour soigner les infections chroniques et traite efficacement le syndrome de la fatigue post-virale.

● **ALLERGIES**
Remède de choix de l'asthme, du rhume des foins et des affections respiratoires.

● **SIDA & VIH**
Son effet stimulant sur les défenses naturelles de l'organisme est actuellement à l'étude dans le traitement du Sida.

● **INFECTIONS URINAIRES**
Associé à d'autres plantes antiseptiques, tel le buchu, est efficace contre les infections urinaires ou rénales.

● **MISE EN GARDE**
De fortes doses peuvent provoquer nausées et vertiges.

ELEUTHEROCOCCUS SENTICOSUS

GINSENG DE SIBÉRIE

Tonique et stimulant physique et mental ◆ Anti-stress
◆ Bon pour la santé en général

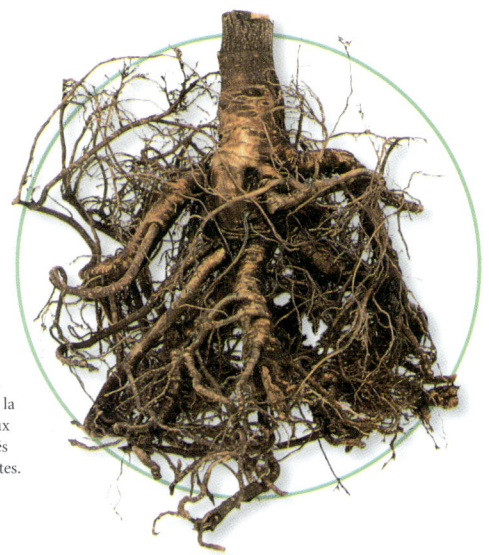

RACINE
Partie de la plante aux propriétés stimulantes.

PROPRIÉTÉS

- ADAPTOGÈNE
- TONIQUE
- STIMULANT
- IMMUNOSTIMULANT

PRÉPARATIONS

- GÉLULES (de racine en poudre) Stress : 1 gélule d'1 g par jour.
- DÉCOCTION Tonique général : 3,5 cl de décoction, 2 fois par jour.
- COMPRIMÉS À prendre avant les examens et autres circonstances stressantes.
- TEINTURE Contre le surmenage : ½ c. à café dans de l'eau, 3 fois par jour.

INDICATIONS

● **TONIQUE GÉNÉRAL**
Tonique général de l'organisme, et en particulier des surrénales, permet de mieux supporter la chaleur, le froid, les infections et autres stress physiques. Il prévient l'infection et préserve le bien-être.

● **STRESS & DÉPRESSION NERVEUSE**
Très efficace contre l'épuisement et l'asthénie résultant d'un surmenage ou d'un stress prolongés, cette plante est largement employée comme tonique. Elle lutte contre l'insomnie et permet un sommeil calme et réparateur.

● **RÉSISTANCE PHYSIQUE**
Le ginseng de Sibérie permet d'atténuer les effets du stress physique résultant d'un entraînement sportif intensif. Sa consommation a permis à des athlètes leur résistance d'améliorer d'environ 9 %.

● **CONCENTRATION**
Augmente la vivacité mentale, par exemple en période d'examens.

● **MISE EN GARDE**
Ne pas faire des cures de plus de 6 semaines. Déconseillé aux malades sauf avis médical. Éviter la caféine. Les effets secondaires sont rares, mais plus fréquents à forte dose.

EPHEDRA SINICA

ÉPHÉDRA

Asthme et rhume des foins ◆ Bronchite et infections pulmonaires ◆ Accroît la vigilance

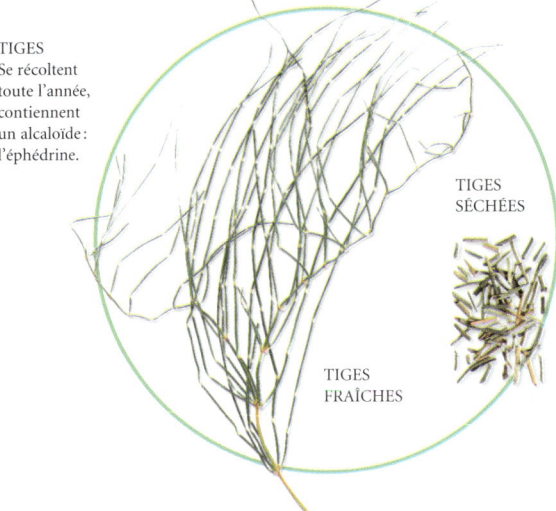

TIGES Se récoltent toute l'année, contiennent un alcaloïde : l'éphédrine.

TIGES SÉCHÉES

TIGES FRAÎCHES

PROPRIÉTÉS

- STIMULANT
- DIURÉTIQUE
- HYPERTENSEUR
- BRONCHODILATATEUR (SURTOUT DES BRONCHIOLES)

PRÉPARATIONS

- **DÉCOCTION** À prendre en cas d'asthme, rhume des foins, toux et rhume.
- **POUDRE** Utilisée par les Chinois pour traiter l'insuffisance rénale.
- **TEINTURE** Surtout prescrite pour soulager les douleurs rhumatismales, l'asthme, le rhume des foins et les refroidissements.

INDICATIONS

● **ASTHME**
L'éphédrine, présente dans l'éphédra, a des propriétés décongestionnantes et brochodilatatrices. La plante agit sur l'asthme et le rhume des foins. Associée à d'autres plantes, elle est utilisée pour soigner l'emphysème, la coqueluche et autres infections pulmonaires.

● **RHUME & GRIPPE**
Pris lors de la phase aiguë des rhumes et grippes, l'éphédra fait baisser la température et agit sur les les symptômes liés aux refroidissements. Il favorise la dilatation des bronchioles et stimule la circulation périphérique.

● **CONCENTRATION**
Stimulants puissants, la plupart des constituants de cette plante au goût âcre sont analogues à l'adrénaline, ce qui augmente la vigilance. Les moines zen du Japon l'employaient pour faciliter la méditation.

● **MISE EN GARDE**
Ne prendre que sous surveillance médicale. À éviter en cas d'hypertension, de prostatisme et d'hyperthyroïdie. Peut présenter quelques effets secondaires tels que maux de tête, tremblements et insomnie. N'est pas en vente libre dans certains pays.

EUCALYPTUS GLOBULUS

EUCALYPTUS

Toux et rhumes ◆ Rhinites et sinusites

◆ Douleurs et raideurs articulaires

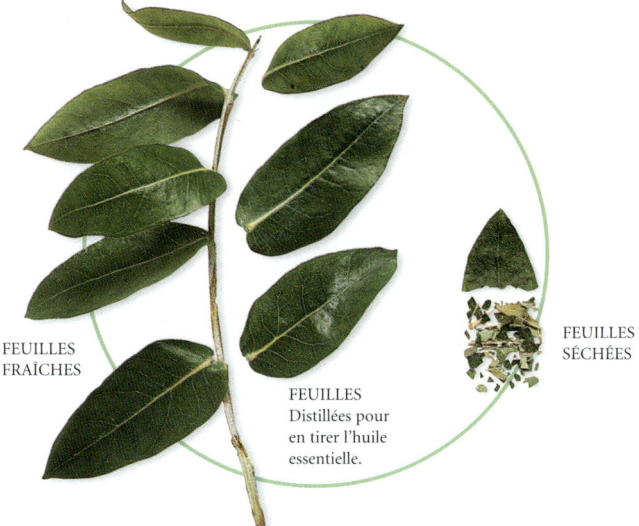

FEUILLES FRAÎCHES

FEUILLES Distillées pour en tirer l'huile essentielle.

FEUILLES SÉCHÉES

PROPRIÉTÉS

- ANTISEPTIQUE
- EXPECTORANT
- STIMULE LA CIRCULATION PÉRIPHÉRIQUE

PRÉPARATIONS

- **HUILE ESSENTIELLE** Rhume : ajoutez 10 gouttes à de l'eau bouillante et inhalez. Diluez 5 gouttes dans 1 cl d'huile de base et appliquez sur la poitrine ou les sinus.
- **INFUSION** 1 tasse, 3 fois par jour en cas de bronchite.
- **PASTILLES** Utiles en cas d'angine.
- **TEINTURE** Toux : prendre 2 fois par jour 10 cl d'eau additionnée d' ½ c. à café de teinture.

INDICATIONS

● **INFECTIONS PULMONAIRES**
Remède aborigène traditionnel des infections et de la fièvre et puissant expectorant, il convient à tout type d'infections, de la bronchite à la pneumonie. On peut appliquer de l'huile essentielle diluée directement sur la poitrine et les sinus. Son effet réchauffant et légèrement anesthésique soulage les troubles respiratoires et la sinusite.

● **ASTHME**
Employé en friction ou inhalation, il soulage les difficultés respiratoires dues à l'asthme.

● **RHUME & GRIPPE**
Antiseptique, il est très utile en cas de rhume, grippe et angine. On peut se gargariser avec l'infusion ou la teinture.

● **DOULEURS ARTICULAIRES**
On peut soulager ` les douleurs et raideurs articulaires rhumatismales en appliquant sur la région affectée une compresse humectée avec de l'huile essentielle diluée ou en ajoutant de l'huile essentielle à une huile de massage.

● **MISE EN GARDE**
Ne prendre l'huile essentielle par voie interne que sur avis d'un thérapeute.

EUGENIA CARYOPHYLLATA

GIROFLE

Maux de dents ◆ Gaz et flatulences

◆ Toux et spasmes musculaires ◆ Améliore la mémoire

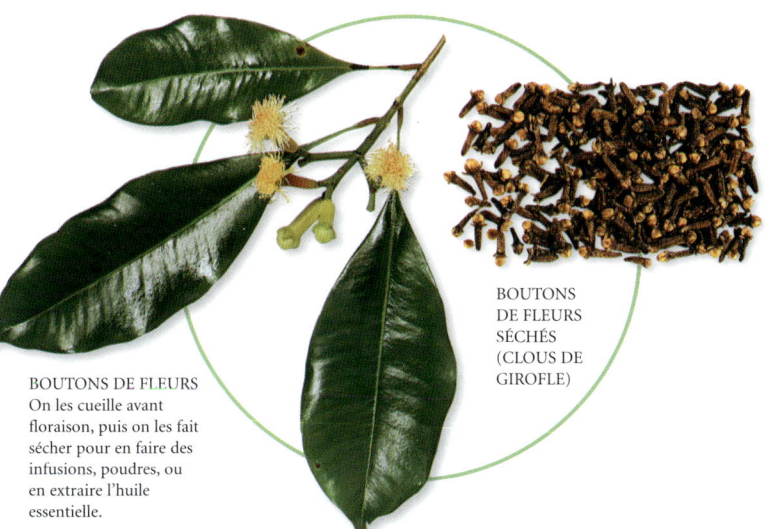

BOUTONS DE FLEURS
On les cueille avant floraison, puis on les fait sécher pour en faire des infusions, poudres, ou en extraire l'huile essentielle.

BOUTONS DE FLEURS SÉCHÉS (CLOUS DE GIROFLE)

PROPRIÉTÉS

- ANTISEPTIQUE
- STIMULANT
- ANALGÉSIQUE
- ANTIÉMÉTIQUE
- ANTISPASMODIQUE
- CARMINATIF

PRÉPARATIONS

- **HUILE ESSENTIELLE** Maux de dents : frotter la dent douloureuse avec un coton imbibé d'1 ou 2 gouttes d'huile.
- **INFUSION** Faire infuser 2 clous dans 1 tasse d'eau ; en boire 3 tasses par jour pour soulager les coliques. Efficace aussi contre la nausée.
- **TEINTURE** Flatulences : 20 gouttes dans de l'eau, 3 fois par jour.

INDICATIONS

● **TONIQUE GÉNÉRAL**
Depuis des milliers d'années, le clou de girofle est employé dans le Sud-Est asiatique pour traiter presque toutes les maladies.

● **DOULEURS DENTAIRES**
Puissant antiseptique et anesthésique dentaire. C'est aussi un excellent bain de bouche.

● **DIGESTION**
Soulage les troubles digestifs mineurs, telles les flatulences et les coliques.

● **MÉMOIRE**
Stimulant de l'esprit et du corps, il améliore la mémoire.

● **INFECTIONS VIRALES**
Vertus antiseptiques utiles pour soigner rhume, dysenterie, malaria et tuberculose, et même des parasitoses comme la gale.

● **GROSSESSE**
Employés pour la préparation à l'accouchement, les clous de girofle stimulent et renforcent les contractions utérines au cours du travail. En Inde comme en Occident, on leur attribue des vertus aphrodisiaques.

● **MISE EN GARDE**
En usage externe, peut provoquer une dermatite. Ne prendre l'huile essentielle par voie interne que sur avis d'un thérapeute.

FILIPENDULA ULMARIA

REINE DES PRÉS

Problèmes gastriques ◆ Douleurs arthritiques
◆ Diarrhée et colopathie fonctionnelle

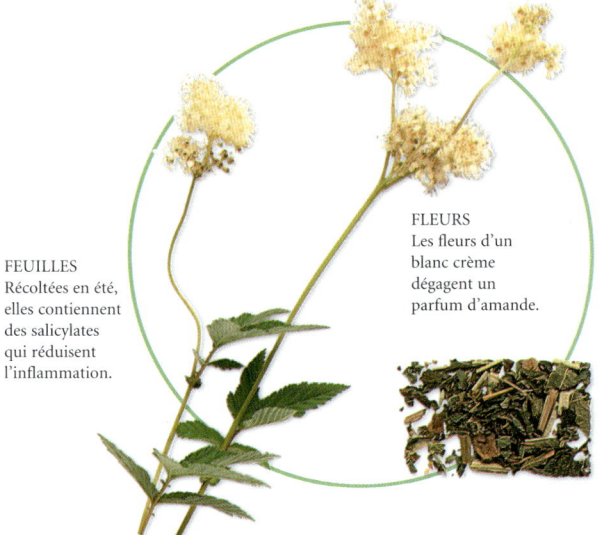

FEUILLES Récoltées en été, elles contiennent des salicylates qui réduisent l'inflammation.

FLEURS Les fleurs d'un blanc crème dégagent un parfum d'amande.

FLEURS ET FEUILLES SÉCHÉES

PROPRIÉTÉS

- ANTI-INFLAMMATOIRE
- ANTIRHUMATISMAL
- ASTRINGENT
- DIURÉTIQUE
- CALME LES MAUX D'ESTOMAC

PRÉPARATIONS

- **INFUSION** Soigne rhinopharyngites, douleurs rhumatismales et indigestion des enfants. Dans ce dernier cas, faire boire 10 cl, toutes les 2 heures.
- **COMPRIMÉS** Utiles contre les douleurs rhumatismales.
- **TEINTURE** Plus active que l'infusion. Douleurs articulaires : appliquer de l'ouate trempée dans 2,5 cl de teinture.

INDICATIONS

● **ACIDITÉ GASTRIQUE**
Réduit l'acidité gastrique et soulage les brûlures d'estomac, tout en protégeant la muqueuse. Encore plus efficace lorsqu'elle est associée à la réglisse.

● **DIARRHÉE**
Remède sans danger de la diarrhée, même chez les enfants, on l'associe à d'autres plantes pour traiter la colopathie fonctionnelle.

● **DOULEURS ARTICULAIRES**
L'acide salicylique, anti-inflammatoire et analgésique, a été isolé à partir de cette plante avant d'être synthétisé, pour la première fois en 1899, sous le nom d'aspirine. Ses vertus anti-inflammatoires et anti-acide en font un remède de choix de l'arthrite et des autres rhumatismes.

● **RHINOPHARYNGITE**
Au Moyen Âge, on parfumait l'hydromel avec cette plante dont les vertus médicinales étaient connues depuis fort longtemps dans toute l'Europe. L'infusion est excellente en cas de rhinopharyngite et de symptômes grippaux.

● **MISE EN GARDE**
À éviter en cas d'allergie connue à l'aspirine.

GENTIANA LUTEA

GENTIANE JAUNE

Favorise la digestion et stimule l'appétit

◆ Gaz et flatulences ◆ Anémie

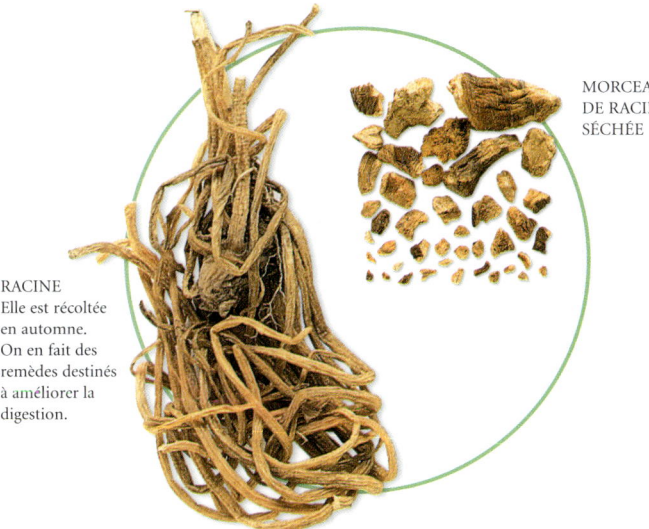

MORCEAUX DE RACINE SÉCHÉE

RACINE
Elle est récoltée en automne. On en fait des remèdes destinés à améliorer la digestion.

PROPRIÉTÉS

- APÉRITIF
- CALME LES MAUX D'ESTOMAC

PRÉPARATIONS

- **DÉCOCTION** En cas d'anémie et de mauvaise digestion, prendre 2,5 cl, de 3 à 5 fois par jour. En apéritif, elle soulage les maux d'estomac.
- **TEINTURE** Pour ouvrir l'appétit ou pour calmer les envies de sucreries, prendre de 2 à 5 gouttes dans de l'eau avant les repas. Améliore les troubles hépatiques, l'inflammation de la vésicule biliaire et la jaunisse.

INDICATIONS

● **APÉRITIF**
La gentiane stimule les récepteurs sensoriels du goût amer situés sur la langue, ce qui accroît la production de salive et de sucs gastriques, et ouvre l'appétit. Ingrédient de base de plusieurs apéritifs traditionnels bien connus la gentiane prépare l'estomac en vue d'un repas copieux.

● **DIGESTION**
En stimulant l'estomac, elle soulage en même temps de nombreux symptômes associés à une mauvaise digestion, tels que dyspepsie et flatulences. Elle stimule l'estomac et les sécrétions des organes digestifs, facilitant ainsi l'assimilation des nutriments.

● **TROUBLES HÉPATIQUES**
La gentiane stimule la vésicule biliaire et le foie, ce qui leur assure un bon fonctionnement.

● **ANÉMIE**
Favorisant l'assimilation des nutriments, y compris le fer et la vitamine B12, elle est conseillée en cas d'anémie ferriprive. Elle est souvent prescrite en cas de règles très abondantes.

● **MISE EN GARDE**
À éviter en cas d'hyperacidité gastrique ou d'ulcère de l'estomac.

Ginkgo biloba

Mémoire ◆ Démence sénile

◆ Asthme et bronchite asthmatiforme

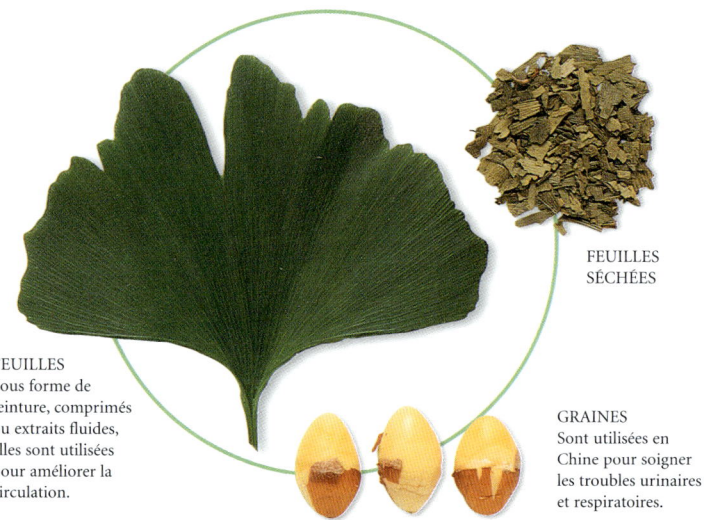

FEUILLES
Sous forme de teinture, comprimés ou extraits fluides, elles sont utilisées pour améliorer la circulation.

FEUILLES SÉCHÉES

GRAINES
Sont utilisées en Chine pour soigner les troubles urinaires et respiratoires.

PROPRIÉTÉS

- STIMULE LA CIRCULATION
- ANTI-ASTHME
- ANTISPASMODIQUE
- ANTIALLERGIQUE
- ANTI-INFLAMMATOIRE

PRÉPARATIONS

- **EXTRAIT FLUIDE** Extrait des feuilles fraîches, prescrit pour combattre l'asthme.
- **COMPRIMÉS** ou **GÉLULES** Mauvaise circulation et troubles de la mémoire.
- **TEINTURE** (de feuilles) Circulation : 1 c. à café dans de l'eau, 2 ou 3 fois par jour.

INDICATIONS

● **MÉMOIRE DÉFAILLANTE**
Des recherches ont démontré l'amélioration de la circulation cérébrale, donc de la concentration et de la mémoire, provoquée par cette plante, même dans les cas de démence sénile.

● **PROBLÈMES CORONARIENS**
Le ginkgo est un bon remède de l'hypertension légère et de l'artériosclérose (durcissement des artères) à ses débuts. Il détend les vaisseaux sanguins et améliore la circulation. Réputé réduire le risque de crise cardiaque, il agit aussi en cas d'arythmie.

● **VARICES**
Les feuilles de ginkgo sont bonnes pour soigner les varices, hémorroïdes et ulcères de la jambe. L'infusion peut être utilisée en lotion.

● **ASTHME & BRONCHITE ASTHMATIFORME**
La médecine traditionnelle chinoise prescrit le ginkgo pour diminuer les sécrétions. C'est le remède de l'asthme, surtout en raison de ses vertus antiallergiques et anti-inflammatoires.

● **MISE EN GARDE**
Ne jamais dépasser la dose prescrite : pris en excès, le ginkgo peut devenir toxique.

GLYCYRRHIZA GLABRA

Réglisse

Gastrite et constipation ◆ Bronchite et infections pulmonaires ◆ Arthrite

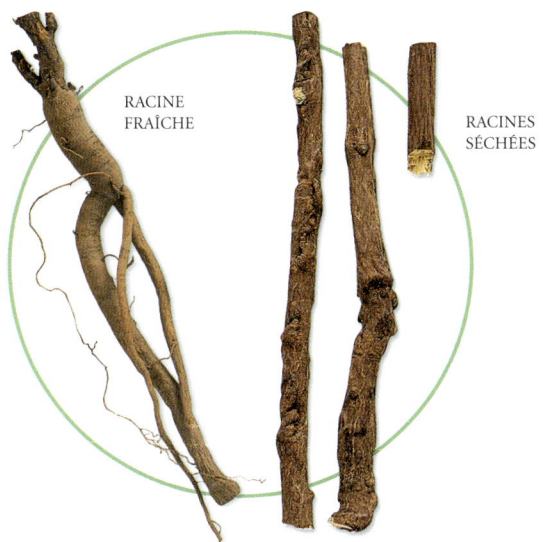

RACINE
Récoltée en automne, la racine présente d'intéressantes propriétés anti-inflammatoires.

RACINE FRAÎCHE

RACINES SÉCHÉES

PROPRIÉTÉS

- ANTI-INFLAMMATOIRE
- EXPECTORANT
- ÉMOLLIENT
- LAXATIF DOUX

PRÉPARATIONS

- **DÉCOCTION** Utile en cas de dyspepsie ou de constipation.
- **SUC SÉCHÉ EN BÂTON** À mâcher en cas de troubles digestifs.
- **EXTRAIT FLUIDE** Prescrit en cas d'ulcère, se prépare en faisant dissoudre dans de l'eau les bâtons de suc.
- **POUDRE** En frictionner doucement les aphtes.
- **TEINTURE** Gastrite : ½ c. à café dans 10 cl d'eau, 2 fois par jour.

INDICATIONS

● **ULCÈRE & APHTES**
Calme les inflammations du tube digestif telles que gastrite, ulcères de l'estomac, aphtes et hyperacidité.

● **TROUBLES HÉPATIQUES**
Principe actif clé, la glycyrrhizine est efficace dans les cas de cirrhose du foie et hépatite chronique. Elle freine aussi la décomposition des stéroïdes par le foie et les reins.

● **LAXATIF**
Laxatif doux, on l'associe souvent, en décoction, au pissenlit et à la patience crépue en cas de constipation chronique.

● **AFFECTIONS PULMONAIRES**
Puissant expectorant, la réglisse est efficace en cas d'asthme, de toux et de bronchite.

● **MALADIE D'ADDISON**
La réglisse stimule les surrénales, ce qui en fait un adjuvant de choix dans la maladie d'Addison qui résulte d'une insuffisance surrénale.

● **ARTHRITE**
Anti-inflammatoire, la réglisse est efficace pour soulager rhumatismes articulaires et arthrite.

● **MISE EN GARDE**
À éviter en cas d'anémie, de grossesse ou d'hypertension.

HAMAMELIS VIRGINIANA

HAMAMÉLIS

Démangeaisons et eczéma ◆ Varices
◆ Petites blessures et piqûres d'insecte

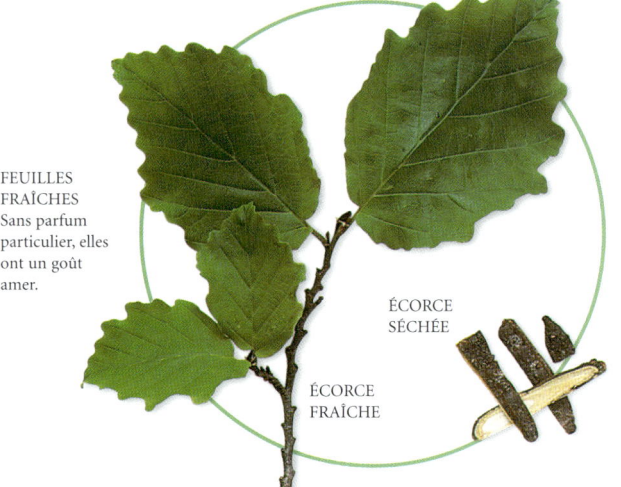

FEUILLES FRAÎCHES
Sans parfum particulier, elles ont un goût amer.

ÉCORCE SÉCHÉE

ÉCORCE FRAÎCHE

ÉCORCE Est utilisée pour la fabrication des teintures et onguents.

PROPRIÉTÉS

- ASTRINGENT
- ANTI-INFLAMMATOIRE
- HÉMOSTATIQUE (ARRÊTE LES SAIGNEMENTS INTERNES ET EXTERNES)

PRÉPARATIONS

- **EAU DISTILLÉE** Pour tamponner piqûres d'insecte, irritations cutanées et varicosités capillaires.
- **INFUSION (de feuilles)** Pour lotionner kystes et problèmes veineux.
- **ONGUENT (d'écorce)** Appliquer 2 fois par jour sur les hémorroïdes.
- **TEINTURE (d'écorce)** Diluer 2 cl dans 10 cl d'eau froide et appliquer sur les varices.

INDICATIONS

● **PROBLÈMES DE PEAU**
L'hamamélis est indiquée pour soigner les irritations et les problèmes cutanés comme l'eczéma. On l'emploie surtout aux endroits où la peau n'est pas vraiment ouverte, ce qui la protège et prévient le risque d'infection. Sous forme de lotion, on peut l'appliquer sur des kystes ou des tumeurs.

● **PREMIERS SOINS**
Sa richesse en tanins, aux vertus desséchantes, lui donne un pouvoir couvrant qui accroît la résistance de la peau à l'inflammation et accélère la cicatrisation. L'appliquer aussi sur piqûres d'insecte, égratignures et contusions diverses.

● **VARICES**
Utile pour traiter la couperose, les varicosités et les hémorroïdes. Elle tonifie les veines distendues et les régènere.

● **DIARRHÉE**
L'hamamélis renforce la muqueuse intestinale. On peut en prendre par voie interne en cas de diarrhée et de toute forme de saignements.

● **MISE EN GARDE**
Ne prendre par voie interne que sur avis d'un thérapeute.

HARPAGOPHYTUM PROCUMBENS

GRIFFE DU DIABLE

Arthrite et rhumatismes ◆ Fébrifuge
◆ Plaies, ulcérations et furoncles

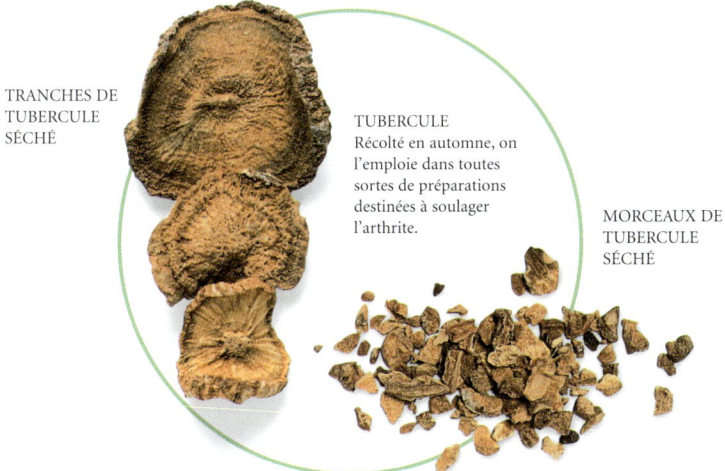

TRANCHES DE TUBERCULE SÉCHÉ

TUBERCULE
Récolté en automne, on l'emploie dans toutes sortes de préparations destinées à soulager l'arthrite.

MORCEAUX DE TUBERCULE SÉCHÉ

PROPRIÉTÉS

- ANTI-INFLAMMATOIRE
- ANALGÉSIQUE
- CHOLÉRÉTIQUE
- DIGESTIF

PRÉPARATIONS

- **DÉCOCTION** Rhumatismes : 1 c. à café de racine pour 1 tasse d'eau, laisser frémir 15 min. Prendre par petites quantités pendant 1 ou 2 jours.
- **COMPRIMÉS** De prise facile, conseillés en cas d'arthrite et de rhumatismes.
- **TEINTURE** Arthrite associée à une mauvaise digestion : prendre 30 gouttes dans de l'eau, 2 fois par jour.

INDICATIONS

● **ARTHRITE**
Disponible en comprimés en pharmacie et magasins de diététique, cette plante est bonne pour l'arthrite et les rhumatismes. Ses vertus anti-inflammatoires sont comparables à celles de la cortisone. Très efficace en association avec d'autres plantes anti-inflammatoires et dépuratives comme l'angélique, le millepertuis ou les graines de céleri, sous forme de teinture ou de décoction.

● **ANALGÉSIQUE**
En raison de ses vertus analgésiques, peut soulager douleurs musculaires ou articulaires, telles que goutte, douleurs dorsales, aponévrosite et douleurs arthritiques.

● **DIGESTION**
Remède traditionnel en Afrique du Sud, la décoction de tubercule est employée comme tonique digestif, agissant sur l'estomac et la vésicule biliaire.

● **PROBLÈMES DE PEAU**
Utilisé depuis fort longtemps en onguent ou cataplasme sur peaux irritées, ulcérations, furoncles et autres lésions.

● **MISE EN GARDE**
À éviter en cas d'ulcère de l'estomac ou du duodénum, et pendant la grossesse.

HYDRASTIS CANADENSIS

Sceau d'or du Canada

Petites blessures, aphtes et conjonctivites
Rhinites et sinusites ◆ Psoriasis

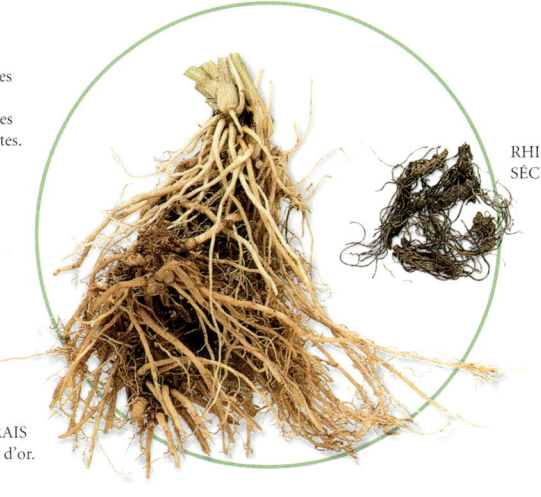

RHIZOME
Contient des alcaloïdes aux vertus adoucissantes et astringentes.

RHIZOME SÉCHÉ

RHIZOME FRAIS
Couleur jaune d'or.

PROPRIÉTÉS

- TONIQUE
- LAXATIF DOUX
- ANTI-INFLAMMATOIRE
- BACTÉRIOSTATIQUE
- ASTRINGENT
- EMMÉNAGOGUE

PRÉPARATIONS

- GÉLULES (de rhizome en poudre) Gastrite : 1 gélule de 500 mg, 3 fois par jour.
- DÉCOCTION Maux de gorge : se gargariser avec 5 cl de décoction, 3 fois par jour.
- TEINTURE Rhinite : 20 gouttes dans de l'eau, 3 fois par jour. Stimule les digestions paresseuses.

INDICATIONS

● **AFFECTIONS RHINOPHARYNGÉES**
Puissant remède des problèmes de muqueuse, cette plante soulage angines, sinusites, otites, rhinites et conjonctivites.

● **PROBLÈMES DE PEAU**
Certaines tribus d'Indiens d'Amérique l'utilisaient en lotion sur les plaies et ulcérations. L'infusion est aussi un excellent remède du psoriasis.

● **INFECTIONS BUCCALES**
Ses vertus bactériostatiques en font un bain de bouche efficace en cas de gingivite, aphtes et maux de gorge.

● **DIGESTION**
Par voie interne, stimule les sécrétions digestives, resserre les muqueuses qui tapissent les intestins et calme l'inflammation.

● **CYCLE MENSTRUEL**
Stimule les muscles de l'utérus, régularise les règles trop abondantes et atténue les symptômes du syndrome prémenstruel. L'infusion peut être utilisée en douche vaginale en cas de muguet ou autres infections.

● **MISE EN GARDE**
Prise en excès, cette plante est toxique. À éviter en cas d'hypertension, ainsi que pendant la grossesse et l'allaitement.

HYPERICUM PERFORATUM

MILLEPERTUIS

Dépression et anxiété ◆ Raideurs et douleurs articulaires ◆ Insomnie

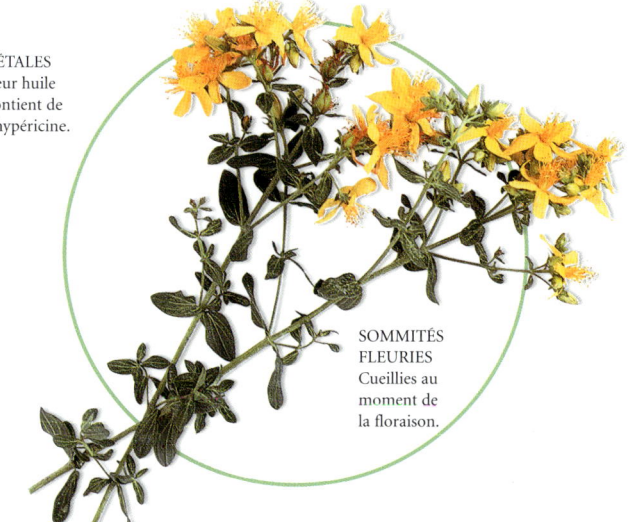

PÉTALES
Leur huile contient de l'hypéricine.

SOMMITÉS FLEURIES
Cueillies au moment de la floraison.

PROPRIÉTÉS

- ANTIDÉPRESSEUR
- ANTISPASMODIQUE
- CHOLÉRÉTIQUE
- ASTRINGENT
- SÉDATIF
- ANTIVIRAL

PRÉPARATIONS

- **POMMADE** Appliquer en cas de crampes ou de névralgie.
- **HUILE MACÉRÉE** Faire macérer la plante dans de l'huile pendant 6 semaines. En tamponner plaies et brûlures.
- **INFUSION** tonique : en boire 10 cl par jour.
- **TEINTURE** Dépression : ½ c. à café dans de l'eau, jusqu'à 3 fois par jour.

INDICATIONS

● **DÉPRESSION**
Le millepertuis est le médicament traditionnel prescrit par les phytothérapeutes en tant que tonique agissant sur l'anxiété, la tension nerveuse, l'insomnie et la dépression.

● **MÉNOPAUSE**
Atténue les symptômes liés au changement hormonal de la ménopause et stimule la vitalité.

● **PREMIERS SOINS**
En usage externe, l'huile macérée s'applique sur les plaies, piqûres d'insecte ou brûlures ; elle soulage crampes et névralgies.

● **TROUBLES HÉPATIQUES**
Tonique efficace du foie et de la vésicule biliaire.

● **INFECTIONS VIRALES**
La plante entière est active dans nombre d'infections virales, notamment en cas de bouton de fièvre, de varicelle et de zona. Des recherches sont en cours concernant son efficacité éventuelle sur le Sida.

● **DIGESTION**
Par voie interne, l'huile soulage colite, gastrite et ulcères de l'estomac.

● **MISE EN GARDE**
Risque de photosensibilité. N'est pas en vente libre dans certains pays.

LAVANDULA OFFICINALIS

LAVANDE

Détend et favorise un sommeil réparateur ◆ Maux de tête et tension nerveuse ◆ Petites blessures, brûlures et piqûres

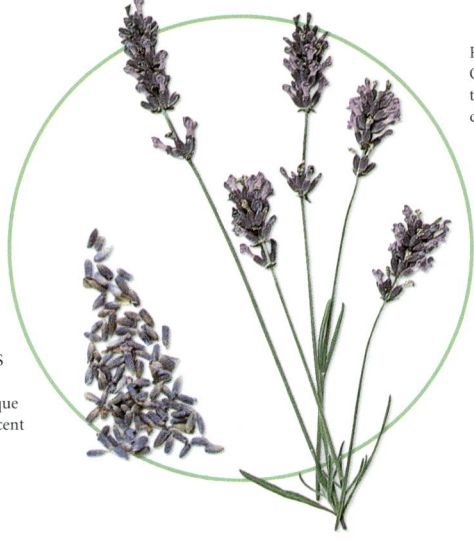

FLEURS
Contiennent un taux élevé d'huile volatile.

FLEURS FRAÎCHES
Récoltées vers la fin de la floraison, lorsque les pétales commencent à faner.

PROPRIÉTÉS

- CARMINATIF
- ANTISPASMODIQUE
- ANTIDÉPRESSEUR
- ANTISEPTIQUE
- BACTÉRIOSTATIQUE
- CIRCULATOIRE

PRÉPARATIONS

- **HUILE ESSENTIELLE** Soulage la douleur et réduit l'excitabilité nerveuse. À employer pure en remède de premiers soins.
- **INFUSION (de fleurs)** Digestion : ½ c. à café, 2 fois par jour.
- **TEINTURE Insomnie :** prendre le soir 1 c. à café avec de l'eau.

INDICATIONS

● **DÉPRESSION**
Les fleurs de lavande sont bien connues pour leurs vertus apaisantes et calmantes, utiles pour calmer les nerfs et réduire l'irritabilité.

● **INSOMNIE**
On peut remplir un oreiller de lavande associée à d'autres plantes sédatives ou verser quelques gouttes d'huile essentielle dans l'eau du bain ou sur l'oreiller pour bien dormir.

● **PREMIERS SOINS**
L'huile essentielle est un puissant antiseptique qui guérit brûlures et plaies. Son application sur une piqûre d'insecte en calme la douleur. Efficace aussi sur la gale et les poux. Quelques gouttes appliquées sur les tempes soulagent les maux de tête.

● **ASTHME**
Ses vertus relaxantes peuvent soulager certains types d'asthme, surtout lorsqu'une nervosité excessive est en cause.

● **DIGESTION**
La lavande apaise la dyspepsie et la colite, et diminue les flatulences.

● **MISE EN GARDE**
Ne prendre l'huile essentielle par voie interne que sur avis d'un thérapeute.

LINUM USITATISSIMUM

LIN

Toux et maux de gorge
◆ Gastrite et constipation

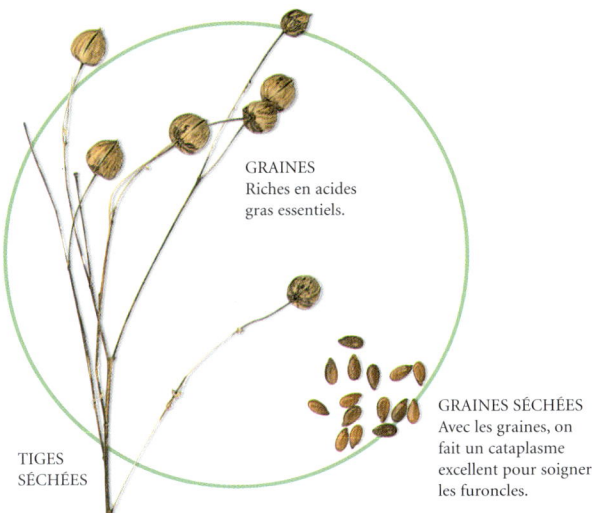

GRAINES
Riches en acides gras essentiels.

GRAINES SÉCHÉES
Avec les graines, on fait un cataplasme excellent pour soigner les furoncles.

TIGES SÉCHÉES

PROPRIÉTÉS
- ANTISEPTIQUE
- ÉMOLLIENT
- ANTI-INFLAMMATOIRE
- LAXATIF

PRÉPARATIONS
- **INFUSION** Toux ou angine : sucrée au miel et additionnée de jus de citron.
- **HUILE (de graines)** Source importante d'acides gras essentiels, l'huile est bonne contre l'eczéma et l'arthrite rhumatoïde : 2 c. à café d'huile fraîche par jour.
- **GRAINES** Constipation : prendre 1 ou 2 c. à café de graines, boire ensuite 1 ou 2 verres d'eau.

INDICATIONS

● **LAXATIF**
Les graines de lin gonflent dans l'intestin, ce qui en fait un laxatif doux ; il est important de beaucoup boire. On peut les mêler à du muesli, ou à du miel et du fromage blanc, au petit-déjeuner.

● **DIGESTION**
Les graines adoucissent l'irritation du tube digestif, ce qui soulage la gastrite. Utiliser l'huile en cas de lithiase biliaire.

● **TOUX & RHUME**
Le lin contient de la linamarine aux vertus sédatives sur l'appareil respiratoire. Un cataplasme de graines de lin soulage bronchite, pleurésie et emphysème.

● **ARTHRITE**
L'huile de lin est très riche en acides gras essentiels. Il est bon d'en ajouter à son alimentation en cas d'arthrite rhumatoïde et autres affections inflammatoires chroniques.

● **ABCÈS & ULCÉRATIONS**
Faire un cataplasme avec les graines écrasées que l'on applique sur les furoncles, abcès et ulcérations diverses pour les « tirer » et les cicatriser.

● **MISE EN GARDE**
N'employer que des graines parvenues à maturité.

MELALEUCA ALTERNIFOLIA

LEPTOSPERMUM

Piqûres, blessures et infections ◆ Gingivite

◆ Cystite et mononucléose

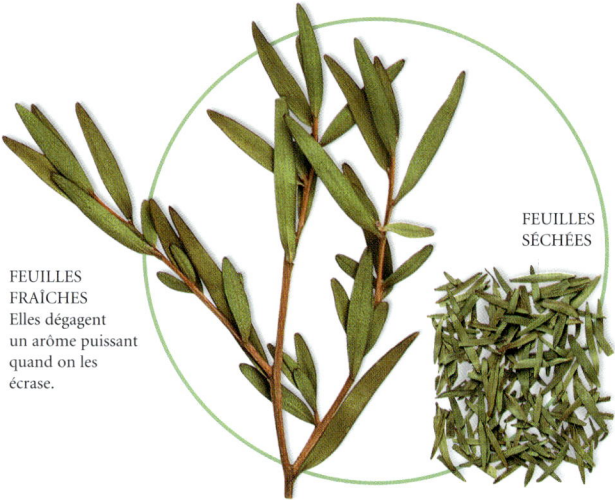

FEUILLES FRAÎCHES
Elles dégagent un arôme puissant quand on les écrase.

FEUILLES SÉCHÉES

FEUILLES
Contiennent une grande quantité d'huile volatile antiseptique.

PROPRIÉTÉS

- ANTISEPTIQUE
- BACTÉRICIDE
- ANTIFONGIQUE
- ANTIVIRAL
- IMMUNOSTIMULANT

PRÉPARATIONS

- POMMADE 5 gouttes d'huile essentielle ajoutées à 1 c. à café de crème de base à appliquer 3 fois par jour sur les boutons.
- HUILE ESSENTIELLE 3 gouttes dans 12 gouttes d'huile de base pour tamponner le pied d'athlète. Peut aussi s'appliquer pure.
- INFUSION ½ c. à café dans 1 tasse d'eau, 2 fois par jour.

INDICATIONS

● **PREMIERS SOINS**
Cette plante et tout spécialement son huile essentielle comptent parmi les meilleurs antiseptiques naturels à toujours avoir chez soi. Excellent pour soigner brûlures infectées, blessures et piqûres d'insecte.

● **PROBLÈMES BUCCAUX**
Cette plante est efficace en bain de bouche en cas d'infection buccale, d'aphtes et de gingivite. Utiliser en gargarisme en cas d'angine.

● **RHUME & TOUX**
Les feuilles écrasées, à respirer ou à prendre en infusion, sont un remède traditionnel des rhumes chez les Aborigènes d'Australie.

● **MYCOSES**
Très efficace pour soigner le muguet vaginal, ainsi que l'acné, les furoncles, les verrues et le pied d'athlète.

● **MONONUCLÉOSE**
Par voie interne pour soigner les infections chroniques ou aiguës : cystite, mononucléose, syndrôme de fatigue chronique.

● **MISE EN GARDE**
Ne prendre l'huile essentielle par voie interne que sur avis d'un thérapeute.

MELISSA OFFICINALIS

MÉLISSE

Anxiété et dépression ◆ Boutons de fièvre, coupures, piqûres d'insecte ◆ Fièvre

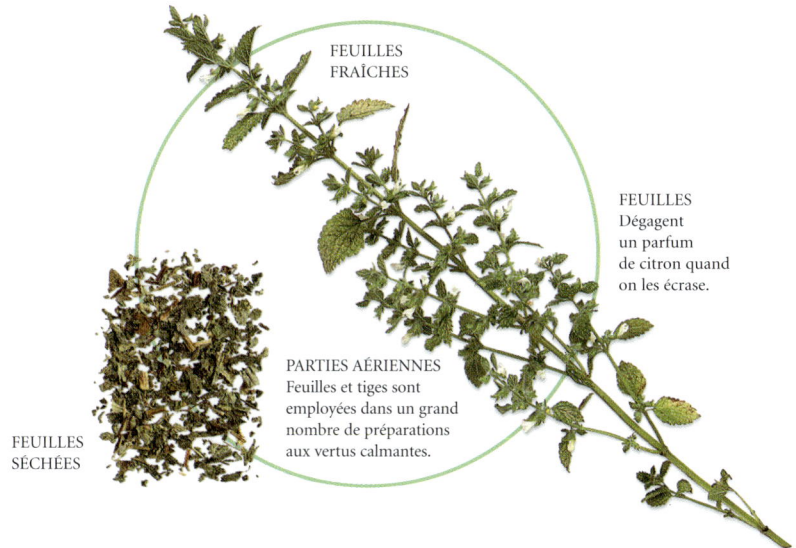

FEUILLES FRAÎCHES

FEUILLES
Dégagent un parfum de citron quand on les écrase.

PARTIES AÉRIENNES
Feuilles et tiges sont employées dans un grand nombre de préparations aux vertus calmantes.

FEUILLES SÉCHÉES

PROPRIÉTÉS

- RELAXANT
- ANTISPASMODIQUE
- SUDORIFIQUE
- ANTIVIRAL
- STIMULANT DU SYSTÈME NERVEUX

PRÉPARATIONS

- **HUILE ESSENTIELLE** Zona : 5 gouttes dans 1 c. à café d'huile d'olive en massage. Ce mélange est aussi décontractant.
- **INFUSION** En lotion sur les boutons de fièvre. Céphalées d'origine nerveuse et dépression : boire 1 tasse, 3 fois par jour.
- **TEINTURE** Dépression légère : 1 ou 2 c. à café dans de l'eau, 3 fois par jour.

INDICATIONS

● **DÉPRESSION & ANXIÉTÉ**
Également appelée citronnelle cette plante au parfum délicat est appréciée pour ses vertus calmantes qui en font un tonique efficace dans les cas d'anxiété, de dépression légère, de nervosité, d'irritabilité et même en cas de panique. Elle calme la tachycardie d'origine nerveuse.

● **PREMIERS SOINS**
À appliquer sur coupures et piqûres d'insecte.

● **HERPÈS**
Contient des polyphénols qui combattent le virus de l'herpès. Soigne les boutons de fièvre et réduit le risque de réapparition.

● **HYPERTHYROÏDIE**
La mélisse inhibe la fonction thyroïdienne ; elle est donc utile aux personnes souffrant d'hyperthyroïdie.

● **DIGESTION**
Efficace sur les troubles digestifs liés à l'hyper anxiété, tels qu'indigestion, acidité gastrique, nausées, flatulences et crises de coliques.

● **MISE EN GARDE**
Ne prendre l'huile essentielle par voie interne que sur avis d'un thérapeute.

MENTHA X PIPERITA

MENTHE POIVRÉE

Ballonnements et flatulences ◆ Céphalées et migraines ◆ Colopathie fonctionnelle

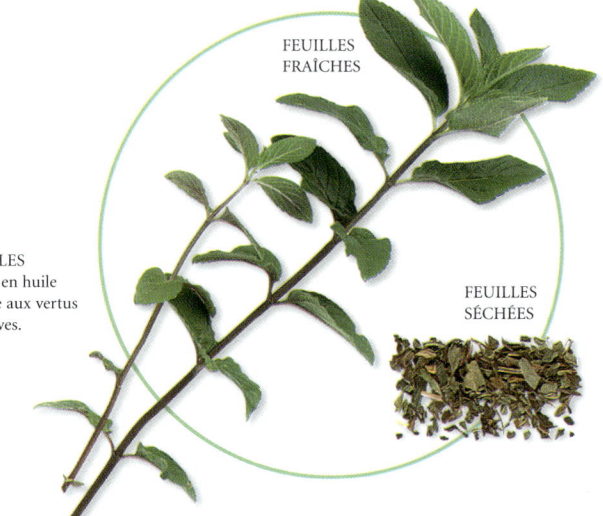

FEUILLES FRAÎCHES

FEUILLES
Riches en huile volatile aux vertus digestives.

FEUILLES SÉCHÉES

PROPRIÉTÉS

- ANTISPASMODIQUE
- SUDORIFIQUE
- CHOLÉRÉTIQUE
- ANTISEPTIQUE

PRÉPARATIONS

- **GÉLULES** Prescrites en cas de colopathie fonctionnelle.
- **HUILE ESSENTIELLE** À diluer à 2 % pour tamponner les tempes en cas de céphalée.
- **INFUSION** (de feuilles) En boire 1 tasse après les repas pour faciliter la digestion. En lotion, calme les irritations de la peau.

INDICATIONS

● **DIGESTION**
Sa vertu principale est de soulager flatulences, ballonnements et coliques. Elle stimule les sécrétions gastriques et biliaires tout en décontractant les muscles intestinaux, soulageant ainsi colopathie fonctionnelle, diarrhée et coliques.

● **CÉPHALÉES**
La menthe apaise la douleur et réduit la sensibilité, soulageant ainsi céphalées et migraines.

● **NAUSÉES**
Calmant les nausées, elle est utile en cas de mal des transports.

● **INFECTIONS DES VOIES RESPIRATOIRES**
Très riche en menthol, l'huile essentielle peut être employée diluée en inhalation et en onction sur la poitrine en cas d'infection des voies respiratoires, mais aussi pour dégager le nez.

● **FIÈVRE**
Favorise la transpiration, régularisant ainsi la température corporelle.

● **MISE EN GARDE**
La menthe est déconseillée aux enfants de moins de 5 ans. Ne prendre l'huile essentielle par voie interne que sur avis d'un thérapeute, et ne pas en donner aux enfants de moins de 12 ans.

OCIMUM SANCTUM

BASILIC

Normalise le taux de sucre dans le sang ◆ Fait tomber la fièvre ◆ Asthme ◆ Abaisse le taux de cholestérol

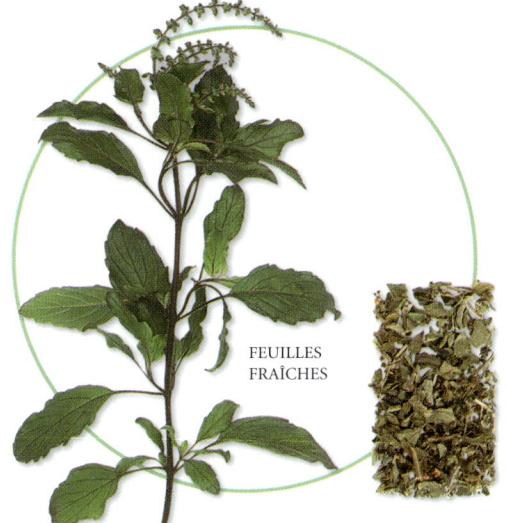

PARTIES AÉRIENNES
Toniques et revigorantes.

FEUILLES FRAÎCHES

FEUILLES SÉCHÉES

PROPRIÉTÉS

- HYPOGLYCÉMIANT
- ANTISPASMODIQUE
- FÉBRIFUGE
- ANALGÉSIQUE
- HYPOTENSEUR
- ANTI-INFLAMMATOIRE

PRÉPARATIONS

- DÉCOCTION En cas de fièvre et comme tonique général : 1 tasse par jour.
- JUS (extrait des feuilles) À employer sur les piqûres d'insectes et les infections cutanées.
- POUDRE En frictionner les aphtes plusieurs fois par jour.

INDICATIONS

● **TONIQUE & ÉNERGÉTIQUE**
Le basilic est un tonique général, utile en cas de dépression ou de refroidissement.

● **TROUBLES CARDIAQUES**
Hypotenseur et anticholestérolémiant, le basilic protège le cœur du stress. Plante adaptogène, il aide l'organisme à s'adapter aux aléas de la vie quotidienne.

● **RHUME & TOUX**
Utile en cas d'infection des voies respiratoires, il soigne toux, rhume, bronchite, pleurésie et asthme. Remède ayurvédique traditionnel pour faire tomber la fièvre et prévenir l'infection.

● **DIABÈTE**
Bien connu pour ses vertus hypoglycémiantes, il permet de traiter certains types de diabète.

● **PREMIERS SOINS**
La médecine ayurvédique, recommande cette plante en cas de morsure de serpent, de problèmes de peau et d'otite. Appliquer le jus directement sur piqûres d'insectes, teigne et tout problème de peau. Le jus, comme la poudre, soulage les aphtes.

● **MISE EN GARDE**
L'huile essentielle est à éviter pendant la grossesse.

69

PANAX GINSENG

GINSENG

Accroît la vigueur ◆ Renforce le système immunitaire

◆ Insomnie et épuisement nerveux

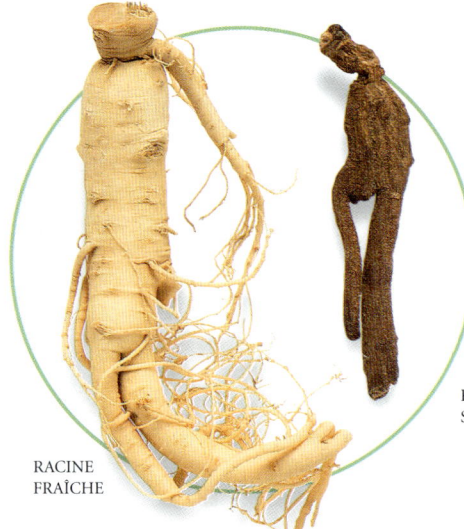

RACINE
Récoltée au bout de 4 ans, lorsque la concentration en principes actifs est la plus forte.

RACINE SÉCHÉE
En Chine, on mâche la racine pour stimuler l'énergie.

RACINE SÉCHÉE

RACINE FRAÎCHE

PROPRIÉTÉS

- ADAPTOGÈNE
- TONIQUE

PRÉPARATIONS

- **GÉLULES** Dépression nerveuse : 1 gélule de 500 mg, 1 fois par jour.
- **SOUPE** C'est ainsi que le ginseng est consommé en Chine. Tonique général : 1 g de racine séchée par assiette de soupe, à consommer quotidiennement.
- **COMPRIMÉS** Faire des cures de courte durée en période de stress.
- **TEINTURE** En cas de diarrhée d'origine digestive.

INDICATIONS

● **STRESS & ÉPUISEMENT NERVEUX**
Le ginseng facilite l'adaptation au stress, à la fatigue et au froid, aux températures extrêmes, à la faim, ainsi qu'à la tension mentale et émotionnelle. Il est sédatif lorsque le corps a besoin de sommeil, tandis que ses vertus adaptogènes aident à s'adapter à la fatigue et au surmenage. Utile en cas de stress passager : examens, déménagement, etc.

● **SYSTÈME IMMUNITAIRE**
Le ginseng stimule les défenses naturelles. Dans le nord de la Chine, les personnes âgées en prennent pour affronter les hivers longs et rigoureux. Considéré comme un élixir de longue vie, et bien qu'il soit surtout tonique chez les jeunes, ce sont ses vertus fortifiantes et même sédatives qui agissent chez les personnes affaiblies par l'âge ou une longue maladie.

● **TONIQUE DES SPORTIFS**
Ses vertus stimulantes sont appréciées par les athlètes et les personnes tendues.

● **MISE EN GARDE**
Ne pas dépasser la dose indiquée. Ne pas faire une cure de plus de 6 semaines. Éviter la caféine pendant la cure. À éviter pendant la grossesse.

PASSIFLORA INCARNATA

PASSIFLORE

Insomnie et mauvais sommeil ◆ Anxiété et tension nerveuse ◆ Maux de dents et céphalées

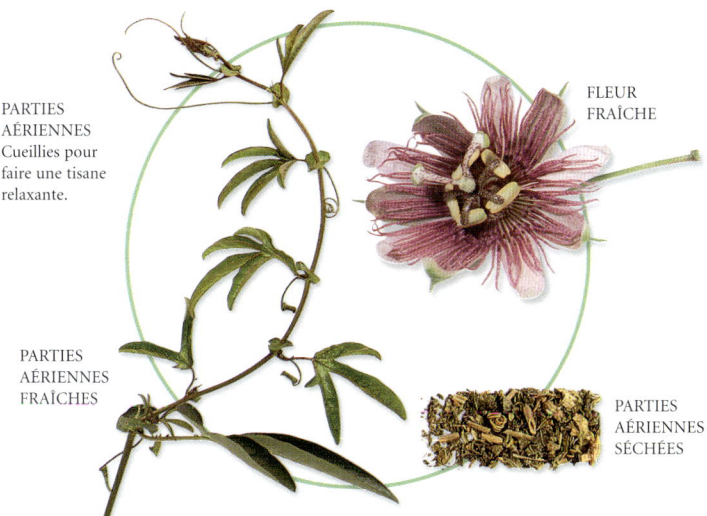

PARTIES AÉRIENNES
Cueillies pour faire une tisane relaxante.

FLEUR FRAÎCHE

PARTIES AÉRIENNES FRAÎCHES

PARTIES AÉRIENNES SÉCHÉES

PROPRIÉTÉS

- SÉDATIF
- ANTISPASMODIQUE
- TRANQUILLISANT

PRÉPARATIONS

- **INFUSION** Insomnie : boire 1 ou 2 tasses au cours de la soirée. On peut y ajouter de la lavande et de la camomille.
- **COMPRIMÉS** D'usage aisé, sont conseillés en cas d'insomnie et de stress.
- **TEINTURE** (de feuilles) Bon sédatif qui favorise le sommeil. En prendre quotidiennement 1 c. à café dans de l'eau.

INDICATIONS

● **STRESS & ANXIÉTÉ**
Les Algonquins d'Amérique du Nord l'employaient en tant que tranquillisant. Ses vertus légèrement sédatives ont un effet calmant et réduisent l'anxiété, la panique, la tension et l'irritabilité. Tranquillisant naturel ne créant pas d'accoutumance, un peu comparable à la valériane.

● **INSOMNIE**
Connue comme remède des insomnies et autres troubles du sommeil, la passiflore est essentiellement utilisée lors de troubles passagers. Associée à la viorne et à la valériane, elle est efficace en cas d'insomnie liée à une dorsalgie.

● **CRAMPES MUSCULAIRES**
Ses vertus antispasmodiques et tranquillisantes la rendent utiles pour soulager les crampes. Elle est parfois prescrite dans certains cas d'épilepsie et de convulsions.

● **ANALGÉSIQUE**
Ses vertus analgésiques la font conseiller dans le cas de maux de dents, règles douloureuses et céphalées.

● **MISE EN GARDE**
Peut provoquer la somnolence. Ne prendre que des doses légères pendant la grossesse.

PIPER METHYSTICUM

KAVA

Anxiété et stress ◆ Douleurs et contractures musculaires ◆ Infections urinaires

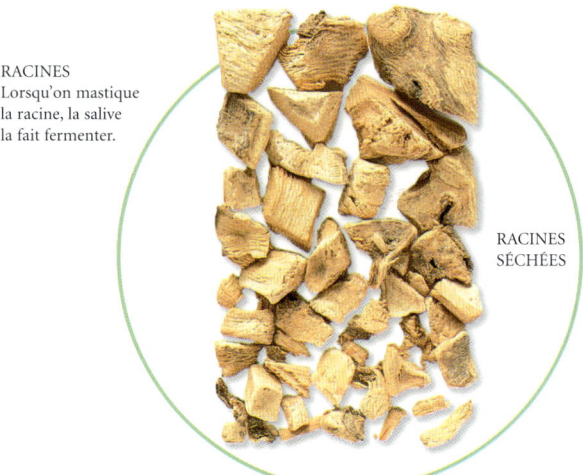

RACINES
Lorsqu'on mastique la racine, la salive la fait fermenter.

RACINES SÉCHÉES

PROPRIÉTÉS

- STIMULANT
- TONIQUE
- ANXIOLYTIQUE
- ANTISEPTIQUE URINAIRE
- ANALGÉSIQUE

PRÉPARATIONS

- **INFUSION (de racine)** Combat les infections urinaires : boire ½ tasse, 2 fois par jour.
- **TEINTURE (de racine)** On en fait une lotion tonique et apaisante, à appliquer en cas d'anxiété, d'arthrite ou de douleur musculaire. En période de stress, prendre 30 gouttes dans de l'eau, 3 fois par jour.

INDICATIONS

● **ANXIÉTÉ**
Remède sans danger et efficace de l'anxiété, ne provoquant pas de somnolence et pouvant être pris pendant de longues périodes en cas de stress chronique.

● **APHRODISIAQUE**
Les vertus stimulantes du kava produisent, à forte dose, une forme d'ivresse et d'euphorie à l'origine de la réputation d'aphrodisiaque de la plante.

● **ARTHRITE**
Détend les muscles contractés et calme les douleurs rhumatismales et arthritiques, tout en drainant les articulations malades.

● **INFECTIONS URINAIRES**
Les lactones du kava ont un effet anesthésiant sur les parois internes des uretères et de la vessie. Antiseptique urinaire de choix, cette plante agit contre l'infection et calme l'irritation de la vessie.

● **PROBLÈMES BUCCAUX**
En bain de bouche, calme les douleurs dentaires et les aphtes.

● **MISE EN GARDE**
Ne pas dépasser la dose indiquée. Ne pas faire de cure de plus de 4 semaines. À éviter pendant la grossesse.

PLANTAGO SPP.

PSYLLIUM

Hyperacidité gastrique ◆ Dysenterie et diarrhée ◆ Colopathie fonctionnelle et constipation

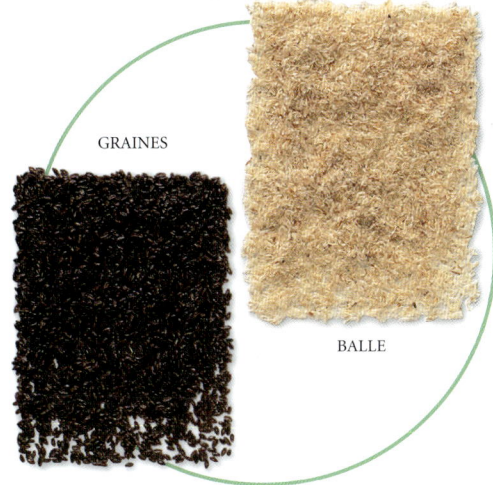

BALLE
Réduite en poudre entre dans diverses préparations.

GRAINES

GRAINES
Les faire tremper dans l'eau avant de les utiliser.

BALLE

PROPRIÉTÉS

- ÉMOLLIENT
- ANTIDIARRHÉIQUE
- LAXATIF

PRÉPARATIONS

- **GÉLULES** (de poudre de balle)
  Hémorroïdes : 1 gélule de 200 mg, 3 fois par jour.
- **MACÉRATION**
  Constipation : faire tremper 20 g de graines dans 20 cl d'eau pendant 10 heures. Boire au coucher.
- **CATAPLASME** Faire tremper la balle dans une infusion de souci pour en faire un cataplasme à appliquer sur les furoncles et abcès.

INDICATIONS

● **HÉMORROÏDES**
Le psyllium ramollit les selles et calme l'irritation des veines distendues, ce qui soulage les douleurs hémorroïdaires.

● **INFECTIONS URINAIRES**
La vertu émolliente de la plante agit également sur le système urinaire. En Inde (c'est le seul exemple connu), l'infusion de graines est prescrite en cas d'urétrite.

● **DIGESTION**
La balle et les graines, riches en mucilage, adoucissent et protègent l'ensemble du tractus gastro-intestinal, ce qui soulage dyspepsie, ulcères de l'estomac et du duodénum, ainsi que la colopathie fonctionnelle. Intervient aussi dans le traitement de la diarrhée et de la dysenterie.

● **LAXATIF**
Laxatif doux, mais efficace, connu depuis fort longtemps, le psyllium est prescrit en cas de constipation, y compris en médecine classique. La balle et les graines sont très riches en fibres qui se dilatent et deviennent gélatineuses après avoir trempé dans de l'eau.

● **MISE EN GARDE**
Ne pas dépasser la dose prescrite et boire beaucoup d'eau.

ROSMARINUS OFFICINALIS

ROMARIN

Mémoire et concentration ◆ Circulation
◆ Fatigue et douleurs musculaires

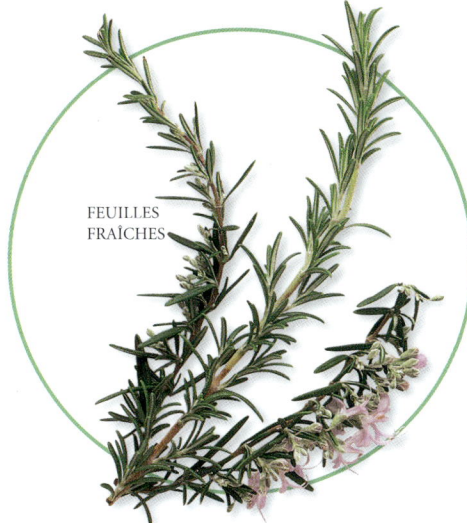

FEUILLES FRAÎCHES

FEUILLES
Récoltées en été, les feuilles sont employées dans diverses préparations ou distillées pour extraire l'huile qu'elles contiennent.

PROPRIÉTÉS

- STIMULANT
- ASTRINGENT
- NERVIN
- ANTI-INFLAMMATOIRE

PRÉPARATIONS

- **HUILE ESSENTIELLE** Ajoutée à l'eau d'un bain chaud, détend les muscles. Quelques gouttes dans un diffuseur améliorent la concentration intellectuelle.
- **INFUSION** En boisson pour les maux de tête ; en lotion capillaire pour activer la repousse ; en compresse sur les petites blessures.
- **TEINTURE** Prendre jusqu'à 0,5 cl par jour en cas d'hypotension.

INDICATIONS

● **MÉMOIRE**
Plante réchauffante, le romarin aide le sang à affluer vers la tête, ce qui améliore la concentration et la mémoire. Il soulage aussi céphalées et migraine, et favorise la repousse des cheveux par une meilleure irrigation du cuir chevelu.

● **RECONSTITUANT**
On pense que le romarin stimule les glandes surrénales ; ce qui le rend utile en cas d'asthénie et de convalescence à la suite d'une maladie chronique.

● **DÉPRESSION**
Le romarin est conseillé aux personnes victimes de stress ou de dépression légère à modérée.

● **MAUVAISE CIRCULATION**
Le romarin élève la tension artérielle, ce qui le rend utile en cas de faiblesse et de syncope.

● **DOULEURS MUSCULAIRES**
En lotion ou sous forme d'huile essentielle diluée, soulage les muscles douloureux. On peut en mettre dans l'eau du bain pour retrouver du tonus.

● **MISE EN GARDE**
Ne prendre l'huile essentielle par voie interne que sur avis d'un thérapeute.

SABAL SERRULATA

PALMIER-SCIE

Affections de la prostate ◆ Infections urinaires
Favorise la prise de poids et augmente la masse corporelle

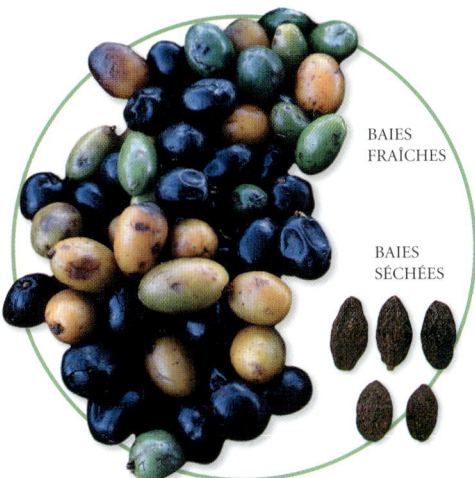

BAIES
Ont de puissantes vertus diurétiques et toniques.

BAIES FRAÎCHES

BAIES SÉCHÉES

PROPRIÉTÉS

- TONIQUE
- DIURÉTIQUE
- SÉDATIF
- ANABOLISANT

PRÉPARATIONS

- INFUSION (de pulpe du fruit) Diurétique. Affections de la prostate : boire 1 tasse par jour. Association recommandée avec la prêle.
- TEINTURE (de baies) 1 c. à café dans de l'eau, 1 fois par jour en cas d'asthénie.
- COMPRIMÉS Pratiques en traitement de fond des troubles de la prostate.

INDICATIONS

● **INFECTIONS URINAIRES**
Surnommée « la plante cathéter », le palmier-scie renforce le col de la vessie. C'est un diurétique couramment prescrit et un antiseptique utilisé en cas de cystite.

● **AFFECTIONS DE LA PROSTATE**
Plante essentiellement réservée aux traitements masculins, elle réduit le volume de la prostate en cas d'adénome prostatique. En cas d'infection de la prostate, on l'associe avec la prêle et l'hortensia. Est également conseillée pour soigner l'atrophie testiculaire.

● **RECONSTITUANT**
Les baies sentent la vanille et la noisette. Leur pulpe est employée comme tonique depuis le XIXe siècle. Prescrit aux personnes affiblies ou souffrant d'asthénie.

● **BODYBUILDING**
Le palmier-scie est supposé avoir des vertus anabolisantes, c'est-à-dire qu'il renforce et développe les tissus corporels, tout en favorisant la prise de poids.

● **IMPUISSANCE**
Son action hormonale bien établie le fait conseiller dans les cas d'impuissance et de défaillance du désir sexuel.

SALIX ALBA

SAULE BLANC

Arthrite et rhumatismes ◆ Douleurs lombaires
◆ Fièvre et bouffées de chaleur

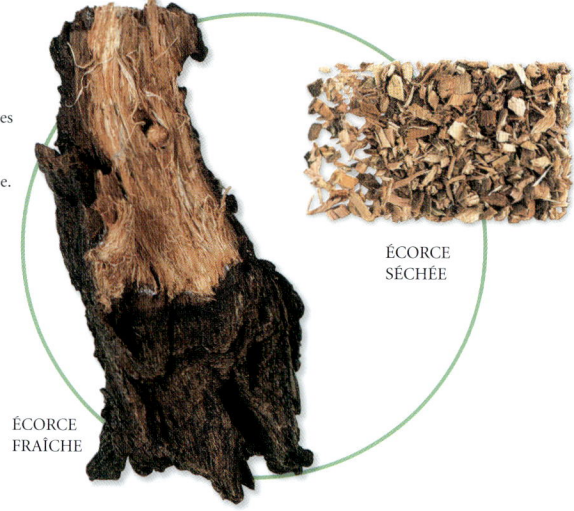

ÉCORCE
L'écorce de jeunes branches est employée fraîche ou séchée.

ÉCORCE SÉCHÉE

ÉCORCE FRAÎCHE

PROPRIÉTÉS

- ANTI-INFLAMMATOIRE
- ANALGÉSIQUE
- FÉBRIFUGE
- ANTIRHUMATISMAL
- ASTRINGENT

PRÉPARATIONS

- **DÉCOTION** Douleurs musculaires ou articulaires, fièvre et céphalées : boire ½ tasse, 3 fois par jour.
- **COMPRIMÉS** Conseillés pour l'arthrite, souvent en association avec d'autres plantes.
- **TEINTURE** Rhumatismes, fièvre et céphalées : prendre 0,25 cl dans de l'eau, 3 fois par jour.

INDICATIONS

● **ARTHRITE**
Excellent remède de l'arthrite et des douleurs rhumatismales affectant le dos, les genoux et les hanches. Associé à d'autres plantes, il soulage les articulations enflammées et améliore leur mobilité.

● **CÉPHALÉES**
Contient de l'acide salicylique, principe actif de l'aspirine. Bien que les médicaments à base d'aspirine soient plus puissants, le saule blanc, lui, n'irrite pas l'estomac et n'a pas d'effets secondaires. Il soulage les maux de tête de toute nature.

● **MÉNOPAUSE**
Le saule blanc atténue les bouffées de chaleur et les sueurs nocturnes.

● **FIÈVRE**
Le saule blanc est le remède à base de plante traditionnel de la fièvre et de tout excès de « chaleur ». On le prescrit en cas de fortes fièvres ou d'états fébriles.

● **DIGESTON**
C'est un stimulant digestif doux que l'on conseille en cas de gastroentérite et de diarrhée de nature inflammatoire ou provoquées par la chaleur.

● **MISE EN GARDE**
À éviter en cas d'allergie connue à l'aspirine.

SALVIA MILTIORRHIZA

DANG SHEN

Règles douloureuses ◆ Troubles circulatoires
◆ Angine de poitrine ◆ Calme les nerfs

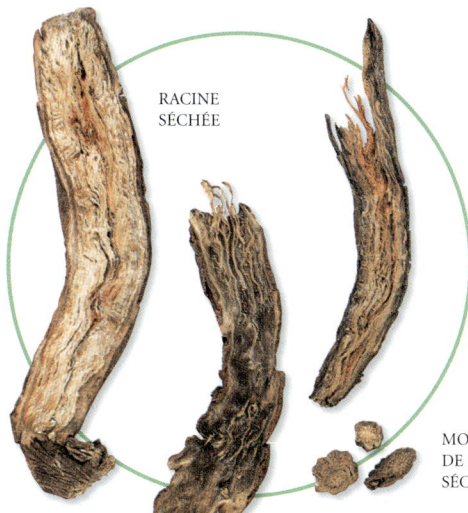

RACINE SÉCHÉE

RACINE
Remède ancien des troubles circulatoires en Chine.

MORCEAUX DE RACINE SÉCHÉE

PROPRIÉTÉS

- CIRCULATOIRE
- VASODILATAREUR
- SÉDATIF
- BACTÉRICIDE

PRÉPARATIONS

- **DÉCOCTION** Douleurs menstruelles par stase sanguine : boire ½ tasse, de 1 à 3 fois par jour. La médecine chinoise le prescrit pour l'angine de poitrine et les maladies cardiovasculaires.
- **COMPRMÉS** En cas de dyspepsie et pour favoriser le passage des selles.
- **TEINTURE** Utilisée en cas d'angine de poitrine et autres troubles circulatoires.

INDICATIONS

● **TROUBLES CARDIAQUES**
En raison de son action puissante sur la circulation coronarienne, cette plante atténue les symptômes de l'angine de poitrine et améliore la fonction cardiaque. Usage préventif plutôt que curatif. Dilate les artères et améliore l'irrigation du cœur.

● **CIRCULATION**
Détend les vaisseaux sanguins et améliore la circulation générale.

● **PROBLÈMES DE PEAU**
Rafraîchissant, le dang shen calme les inflammations de la peau telles que furoncles, boutons de fièvre et abcès.

● **ANXIÉTÉ**
Calme entre autres l'insomnie et les palpitations provoquées par les soucis et l'anxiété.

● **RÈGLES DOULOUREUSES**
Soigne traditionnellement tout ce qui est généré par la stase sanguine, surtout au niveau de l'abdomen : aménorrhée et dysménorrhée, douleurs pelviennes, fibromes.

● **MISE EN GARDE**
En cas de troubles circulatoires ou cardiovasculaires graves, ne prendre que sur avis d'un thérapeute. La teinture peut provoquer des réactions cutanées ou digestives. À éviter pendant la grossesse.

SALVIA OFFICINALIS

SAUGE

Adoucit la gorge et calme les gencives ◆ Bouffées de chaleur et troubles liés à la ménopause ◆ Asthme

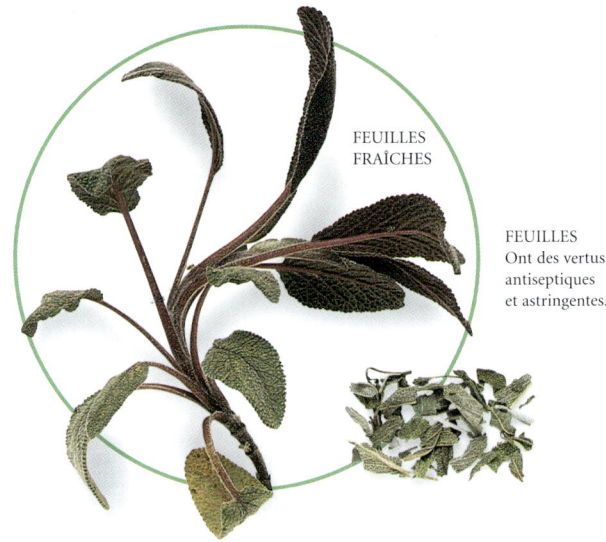

SAUGE OFFICINALE
C'est la variété utilisée de préférence en phytothérapie.

FEUILLES FRAÎCHES

FEUILLES
Ont des vertus antiseptiques et astringentes.

PROPRIÉTÉS

- ASTRINGENT
- ANTISEPTIQUE
- AROMATIQUE
- ŒSTROGÈNE
- ANTISUDORAL
- TONIQUE

PRÉPARATIONS

- **FEUILLES FRAÎCHES** Appliquer sur les piqûres d'insectes le suc de feuilles fraîchement écrasées.
- **INFUSION** (de feuilles) Angine : gargarisme, de 1 à 3 fois par jour.
- **TEINTURE** En tant que tonique digestif, prendre 0,2 cl de teinture dans de l'eau, 2 fois par jour.

INDICATIONS

● **ANGINE**
Avec son goût légèrement amer et piquant, ses vertus antiseptiques et astringentes, la sauge est idéale pour soigner aphtes et gingivite.

● **PREMIERS SOINS**
En cas de piqûre d'insecte ou d'inflammations cutanées mineures, frotter la zone atteinte avec les feuilles ou le suc.

● **ASTHME**
Traditionnellement utilisées pour l'asthme, les feuilles séchées sont souvent incluses dans les mélanges de plantes destinés à être fumés pour soulager les troubles.

● **PROBLÈMES GYNÉCOLOGIQUES**
La sauge favorise l'écoulement du flux menstruel, ce qui en fait un excellent remède pour améliorer les cycles irréguliers ou les règles douloureuses. Elle atténue les bouffées de chaleur et autres troubles de la ménopause.

● **TONIQUE & NERVIN**
La sauge est tonique et stimulante aussi bien de la digestion, grâce à ses vertus stomachiques, que du système nerveux qu'elle calme et stimule à la fois.

● **MISE EN GARDE**
À éviter pendant la grossesse et en cas d'épilepsie.

SAMBUCUS NIGRA

SUREAU

Rhume, grippe et toux ◆ Sinusite et rhume des foins ◆ Arthrite

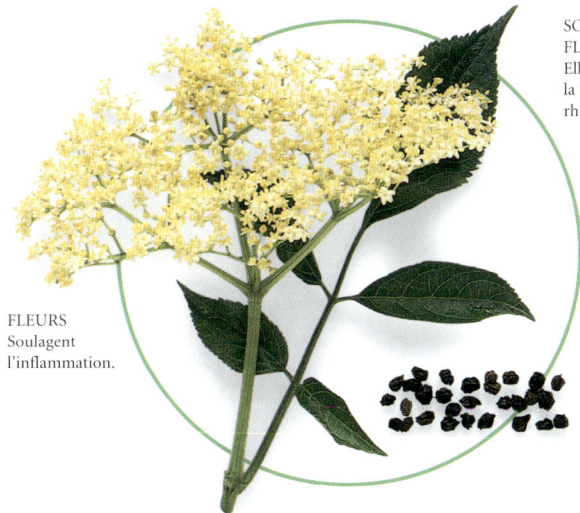

SOMMITÉS FLEURIES FRAÎCHES
Elles font tomber la fièvre et soulagent rhumes et toux.

FLEURS
Soulagent l'inflammation.

BAIES
Nutritives, c'est aussi un laxatif doux.

PROPRIÉTÉS

- SUDORIFIQUE
- DIURÉTIQUE
- ANTI-INFLAMMATOIRE

PRÉPARATIONS

- **POMMADE** Préparée avec les sommités fleuries de la plante, cette pommade soulage les peaux gercées.
- **INFUSION** (de sommités fleuries) Rhume : 1 à 3 tasses par jour.
- **TEINTURE** (de sommités fleuries) Rhume des foins : 1 c. à café dans de l'eau, 3 à 4 fois par jour.
- **DÉCOCTION** Douleurs articulaires : 10 cl, 3 fois par jour.

INDICATIONS

● **TOUX & RHUME**
L'infusion de baies ou de fleurs constitue le remède idéal des rhumes, grippes et toux. L'action sudorifique de la plante fait baisser la fièvre

● **SINUSITE**
Les sommités fleuries tonifient les muqueuses du nez et de la gorge, et accroissant leur résistance à l'infection. Elles sont indiquées en cas de catarrhe et d'otites.

● **ARTHRITE**
Par ses vertus sudorifiques et diurétiques, le sureau favorise l'élimination des toxines, ce qui en fait un bon remède de l'arthrite et des douleurs rhumatismales.

● **RHUME DES FOINS**
Prise régulièrement au cours des mois qui précèdent la saison incriminée, l'infusion atténue le rhume des foins.

● **LAXATIF**
Les baies de sureau, riches en vitamine C, sont doucement laxatives et antivirales. On peut les prendre aussi bien en cas de constipation que de diarrhée.

● **MISE EN GARDE**
N'utiliser que les baies et les fleurs, les autres parties risquant de provoquer des effets secondaires.

SCHISANDRA CHINENSIS

SCHIZANDRA

Augmente la vigueur sexuelle ◆ Urticaire et eczéma

◆ Toux et essoufflement

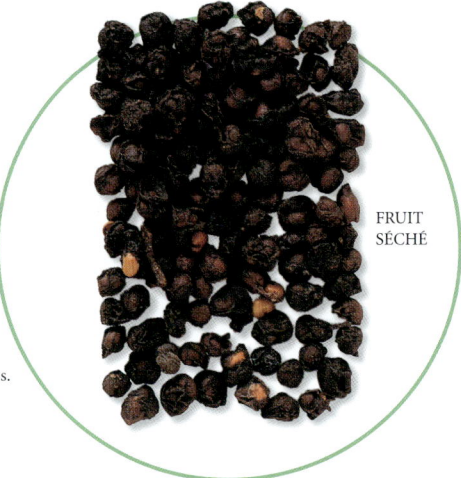

FRUIT
En Chine, on mâche des baies pendant 100 jours d'affilée, pour leurs vertus toniques et anti-stress.

FRUIT SÉCHÉ

PROPRIÉTÉS

- TONIQUE
- ADAPTOGÈNE
- PROTECTEUR HÉPATIQUE

PRÉPARATIONS

- **BAIES** En infusion ou teinture, sont considérées comme un remède adjuvant de la dépression, et améliorent la mémoire.
- **GÉLULES** (de poudre de plante) 1 gélule dosée à 200-250 mg, à prendre 3 fois par jour.
- **DÉCOCTION** Toux ou essoufflement : faire une décoction avec 5 g de baies écrasées et 10 cl d'eau. Boire en 3 fois en 24 heures.

INDICATIONS

● **FONCTION HÉPATIQUE**
Cette plante a prouvé son efficacité dans le traitement de l'hépatite et de l'insuffisance hépatique.

● **APHRODISIAQUE**
Le schizandra est réputé augmenter les sécrétions sexuelles et la vigueur masculine.

● **CONCENTRATION**
Cette plante améliore la concentration et la coordination, la tendance à l'oubli et à l'irritabilité. La médecine traditionnelle chinoise prescrit les baies pour soigner les maladies mentales, la dépression et en cas de stress.

● **TOUX**
Intervient dans le traitement des infections respiratoires telles que bronchite chronique ou asthmatiforme et essoufflement.

● **INSOMNIE**
Les vertus sédatives de cette plante en font le remède idéal de l'insomnie.

● **ÉRUPTIONS CUTANÉES**
Depuis peu, les phytothérapeutes chinois utilisent cette plante sous forme d'un vin médicinal destiné au traitement de l'urticaire, de l'eczéma et autres problèmes de peau.

● **MISE EN GARDE**
Risques de brûlures d'estomac à forte dose.

SCUTELLARIA BAICALENSIS

Scutellaire du lac Baïkal

Rhume des foins et asthme ◆ Hypertension

◆ Diarrhée et dysenterie

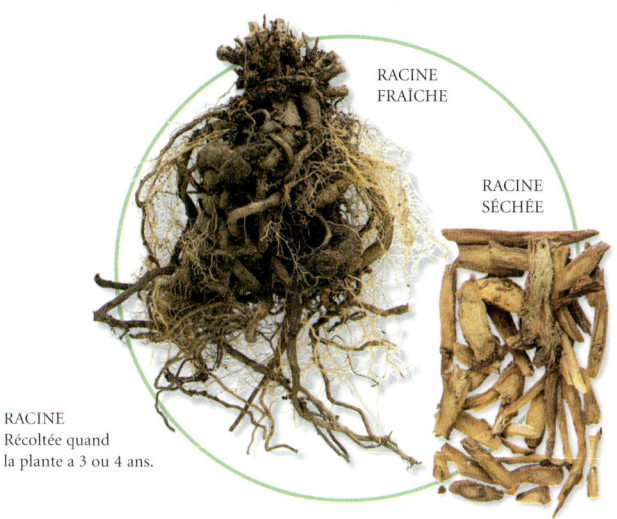

RACINE FRAÎCHE

RACINE SÉCHÉE

RACINE
Récoltée quand la plante a 3 ou 4 ans.

PROPRIÉTÉS

- SÉDATIF
- ANTIALLERGIQUE
- ANTIBIOTIQUE
- ANTI-INFLAMMATOIRE

PRÉPARATIONS

- DÉCOCTION Rhino-pharyngite : ½ tasse, 3 fois par jour. Céphalées : ½ tasse, 3 fois par jour d'une décoction préparée avec 15 g de racine et 10 g de brunelle.
- CATAPLASME (de racine) À appliquer sur la peau en cas de furoncles, boutons de fièvre et enflures.
- TEINTURE (de racine) Rhume des foins : 40 g dans de l'eau, 3 fois par jour.

INDICATIONS

● **ALLERGIES**
De récentes recherches ont mis en évidence les vertus anti-inflammatoires de cette plante conseillée en cas d'allergies : asthme, rhume des foins, rhinite allergique, eczéma ou urticaire.

● **TOUX & FIÈVRE**
Plante « froide » et « amère », elle est utilisée pour traiter les affections « chaudes » qui provoquent la soif : forte fièvre, toux avec mucus épais et jaune. Soulage aussi la bronchite asthmatiforme.

● **DIABÈTE**
Permet de soulager les problèmes liés au diabète, tels que cataracte et troubles circulatoires.

● **DIGESTION**
Sous le nom de Huang Quin, c'est un ancien remède de la pharmacopée chinoise, prescrit en cas d'infections gastro-intestinales provoquant diarrhée et dysenterie et aussi d'infection urinaire douloureuse.

● **HYPERTENSION**
La racine est connue pour ses vertus circulatoires. Elle est employée en association avec d'autres plantes, en cas d'hypertension, artériosclérose, varices et fragilité capillaire avec tendance aux bleus.

SYMPHYTUM OFFICINALE

CONSOUDE

Contusions, fractures et fêlures ◆ Psoriasis et éruptions cutanées ◆ Cicatrices

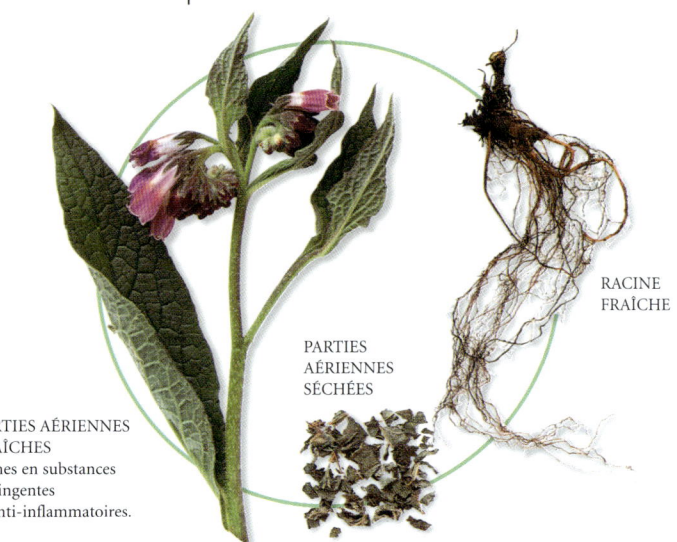

RACINE FRAÎCHE

PARTIES AÉRIENNES SÉCHÉES

PARTIES AÉRIENNES FRAÎCHES
Riches en substances astringentes et anti-inflammatoires.

PROPRIÉTÉS

- ÉMOLLIENT
- ASTRINGENT
- ANTI-INFLAMMATOIRE
- CICATRISANT (PLAIES ET FRACTURES)

PRÉPARATIONS

- HUILE MACÉRÉE (de feuilles) À appliquer sur entorses et fractures.
- ONGUENT (de feuilles) À appliquer sur bleus et contusions.
- CATAPLASME Les feuilles fraîches hachées peuvent être appliquées en cataplasme sur les furoncles.
- TEINTURE (de racine) À appliquer pure sur l'acné.

INDICATIONS

● **FRACTURES**
Le nom implique la « soudure » des os. On connaît depuis fort longtemps ses vertus pour accélérer la guérison des contusions, entorses et fractures. Cette plante favorise la réparation des ligaments et des os. En cas d'entorse, l'application rapide d'une compresse peut atténuer de manière significative la gravité de la lésion.

● **DIGESTION**
La consoude est un des remèdes traditionnellement utilisés pour soigner les ulcères de l'estomac et la colopathie fonctionnelle.

● **PROBLÈMES DE PEAU**
Huile et onguent sont efficaces sur l'acné et les furoncles, et soulagent le psoriasis et les irritations cutanées. Ils réparent les tissus endommagés, et facilitent la cicatrisation.

● **BRONCHITE**
Excellent remède des affections respiratoire, y compris bronchite et pleurésie, soulage la toux et facilite la respiration.

● **MISE EN GARDE**
Ne pas employer sur les plaies ouvertes. Ne prendre par voie interne que sur avis d'un thérapeute, et jamais les racines. N'est pas en vente libre dans certains pays.

TABEBUIA SPP.

LAPACHO

Infections chroniques

◆ Candidoses et mycoses

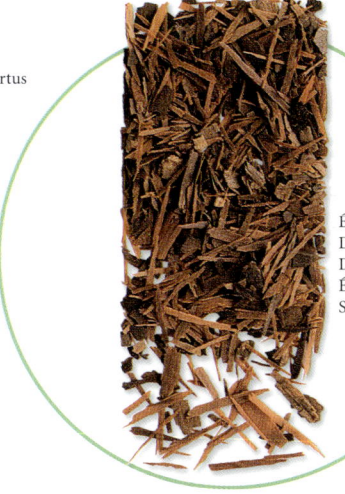

ÉCORCE
Appréciée pour ses vertus immunostimulantes, elle est employée, dépourvue de son épiderme, pour soigner de nombreuses affections inflammatoires.

ÉCORCE, DÉPOURVUE DE SON ÉPIDERME, SÉCHÉE

PROPRIÉTÉS

- ANTIBIOTIQUE
- FONGICIDE
- IMMUNOSTIMULANT
- ANTI-INFLAMMATOIRE

PRÉPARATIONS

- **DÉCOCTION** Remède traditionnel en Amérique du Sud. Candidose : 1 tasse, 3 fois par jour.
- **ONGUENT** L'acheter tout prêt ou le préparer soi-même, pour enduire les lésions.
- **TEINTURE** Adaptée à une utilisation de longue durée. Syndrome de la fatigue post-virale : prendre 0,2 cl dans de l'eau, 3 fois par jour.

INDICATIONS

● **AFFECTIONS VIRALES**
Antibiotique naturel, efficace aussi bien dans le cas d'infections virales que bactériennes, surtout de la sphère ORL. Dans le cas du syndrome de fatigue post-virale et d'infection au VIH, le lapacho est une aide précieuse.

● **ANTI-INFLAMMATOIRE**
Le lapacho réduit et soulage les troubles inflammatoires touchant l'estomac et les intestins, de même que les cervicites et cystites.

● **PANACÉE**
Les Indiens d'Amérique du Sud, dont les Incas, considéraient le lapacho comme une véritable panacée susceptible de guérir toutes sortes d'affections aussi variées que blessures, fièvre, dysenterie, colite, certaines formes de cancer et les morsures de serpent.

● **MYCOSES**
Le lapacho agit sur les mycoses telles que la teigne et le muguet, et en particulier sur les mycoses chroniques comme la candidose.

● **CANCER**
Serait efficace dans le traitement du cancer, y compris la leucémie, certains des principes actifs de la plante freinant le développement des tumeurs.

TANACETUM PARTHENIUM

TANAISIE

Céphalées et migraines

◆ Arthrite et rhumatismes ◆ Fièvre

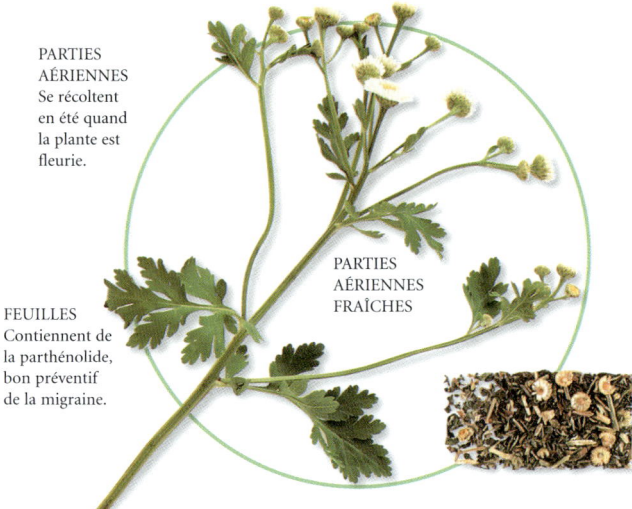

PARTIES AÉRIENNES
Se récoltent en été quand la plante est fleurie.

PARTIES AÉRIENNES FRAÎCHES

FEUILLES
Contiennent de la parthénolide, bon préventif de la migraine.

PARTIES AÉRIENNES SÉCHÉES

PROPRIÉTÉS

- ANALGÉSIQUE
- FÉBRIFUGE
- ANTIRHUMATISMAL
- EMMÉNAGOGUE

PRÉPARATIONS

- **GÉLULES** Maux de tête : prendre 1 gélule de 100 mg par jour.
- **FEUILLES FRAÎCHES** À manger en salade pour soulager la migraine.
- **COMPRIMÉS** Soulagent les maux de tête. Composés parfois d'une association de plantes.
- **TEINTURE** Traitement de fond de la migraine : 5 gouttes dans de l'eau, de 1 à 3 fois par jour.

INDICATIONS

● **MIGRAINE**
La tanaisie dilate les vaisseaux sanguins du cerveau, ce qui soulage la migraine souvent associée à une constriction de ces mêmes vaisseaux. Prise préventivement en traitement de fond, il est également conseillé d'y recourir au premier signe de crise de migraine. En prévention, mâcher une feuille par jour.

● **ACCOUCHEMENT**
Déjà employée à Rome, dans l'Antiquité, pour provoquer les règles et pour faciliter l'expulsion du placenta, la tanaisie nettoie et tonifie l'utérus. Elle soulage les douleurs menstruelles associées à des règles peu abondantes et à un état congestif.

● **ARTHRITE**
Soulage les douleurs arthritiques et rhumatismales, surtout en association avec d'autres plantes.

● **FIÈVRE**
Rafraîchit le corps et fait tomber la fièvre.

● **MISE EN GARDE**
Les feuilles mâchées peuvent donner des aphtes. À éviter en cas de prise de warfarine et autres médicaments anticoagulants. Ne pas prendre pendant la grossesse.

TARAXACUM OFFICINALE

PISSENLIT

Foie et reins engorgés ◆ Calculs biliaires ◆ Hypertension

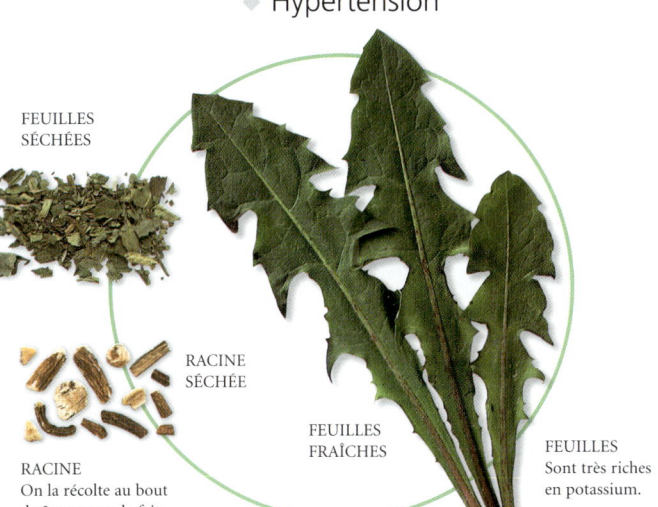

FEUILLES SÉCHÉES

RACINE SÉCHÉE

FEUILLES FRAÎCHES

FEUILLES
Sont très riches en potassium.

RACINE
On la récolte au bout de 2 ans et on la fait sécher ou griller.

PROPRIÉTÉS
- DIURÉTIQUE
- DRAINEUR

PRÉPARATIONS
- **DÉCOCTION** (de racine) Acné : boire ½ tasse, 3 fois par jour.
- **INFUSION** (de feuilles) Chevilles enflées : boire 50 cl par jour.
- **JUS** (extrait des feuilles) Rétention d'eau : boire 2 cl, 3 fois par jour.
- **TEINTURE** (de racine) Eczéma : ½ c. à café diluée dans 10 cl d'eau, 3 fois par jour.

INDICATIONS

● **DÉTOXICATION**
La racine de pissenlit fait partie des plantes qui détoxiquent le mieux l'organisme. Elle draine de leurs déchets le foie et la vésicule biliaire, stimule l'élimination rénale et favorise l'élimination des toxines dues à une infection ou à la pollution. La salade de feuilles de pissenlit purifie l'organisme.

● **FOIE**
La racine de pissenlit, au goût légèrement amer, draine efficacement le foie et stimule la production de bile. C'est aussi un laxatif doux.

● **VÉSICULE BILIAIRE**
Racines et feuilles de pissenlit exercent une action marquée sur la vésicule biliaire et préviennent la formation de calculs. La feuille permet aussi de dissoudre les calculs déjà présents.

● **PROBLÈMES DE PEAU**
Efficace contre l'eczéma, le psoriasis, l'urticaire, l'acné et les furoncles.

● **HYPERTENSION**
Diurétique, la feuille de pissenlit réduit le volume des fluides du corps, ce qui abaisse la tension artérielle. Les diurétiques classiques entraînent une perte de potassium, les feuilles de pissenlit, au contraire, en sont riches.

THYMUS VULGARIS

THYM

Rhume, toux et grippe ◆ Asthme et rhume des foins
◆ Douleurs musculaires et spasmes

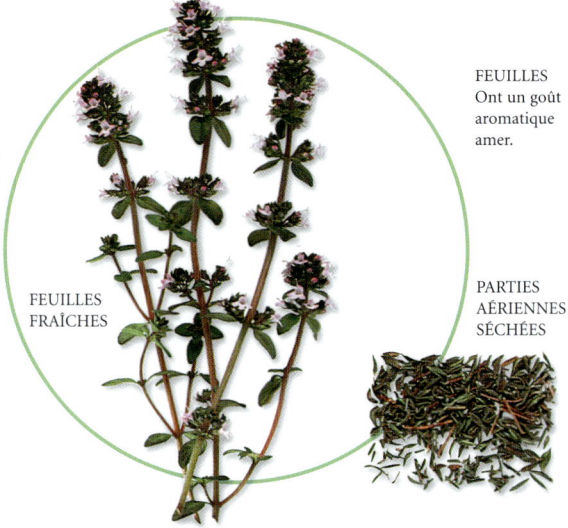

PARTIES AÉRIENNES
Récoltées en été, elles contiennent une huile volatile antiseptique.

FEUILLES
Ont un goût aromatique amer.

FEUILLES FRAÎCHES

PARTIES AÉRIENNES SÉCHÉES

PROPRIÉTÉS

- ANTISEPTIQUE
- TONIQUE
- ANTISPASMODIQUE
- EXPECTORANT

PRÉPARATIONS

- **HUILE ESSENTIELLE** En pommade ou huile de massage, à appliquer sur la poitrine, les lésions ou les piqûres d'insecte.
- **INFUSION (de feuilles)** Excellente en cas de bronchite, coup de froid ou colopathie fonctionnelle.
- **SIROP** Remède traditionnel de la toux. Prendre 0,20 cl, 3 fois par jour.
- **TEINTURE** Utilisée en cas de diarrhée ou comme expectorant.

INDICATIONS

● **INFECTIONS PULMONAIRES**
Remède excellent des infections pulmonaires telles que bronchite, coqueluche et pleurésie. À prendre en infusion dans tous les cas d'infections bénignes de la gorge et des bronches. Mâcher du thym frais améliore les angines.

● **ASTHME & RHUME**
En cas d'asthme, le thym est conseillé en association avec d'autres plantes, surtout chez les enfants ; ses vertus revigorantes contrebalancent les vertus sédatives de la plupart des autres plantes prescrites. Atténue aussi le rhume des foins.

● **SPASMES MUSCULAIRES**
Soulage les muscles douloureux et contractés, ainsi que les douleurs dorsales.

● **VIEILLISSEMENT**
Le thym et son huile essentielle sont susceptibles de retarder les effets du vieillissement en stimulant les fonctions corporelles.

● **PREMIERS SOINS**
Appliquer sur la peau en cas de piqûre d'insecte, teigne, pied d'athlète, muguet, gale et poux.

● **MISE EN GARDE**
Éviter de prendre l'huile essentielle par voie interne et même en usage externe pendant la grossesse.

ULMUS RUBRA

ORME ROUGE

Gastro-entérite et colopathie fonctionnelle

◆ Acné et furoncles ◆ Toux et bronchite

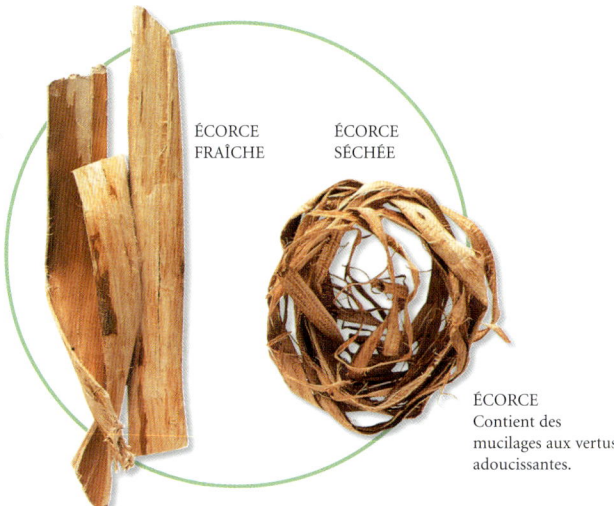

ÉCORCE
Récoltée au printemps sur un arbre de 10 ans, dépourvue de son épiderme, elle est ensuite réduite en poudre.

ÉCORCE FRAÎCHE

ÉCORCE SÉCHÉE

ÉCORCE
Contient des mucilages aux vertus adoucissantes.

PROPRIÉTÉS

- ADOUCISSANT
- ÉMOLLIENT
- NUTRITIF
- LAXATIF

PRÉPARATIONS

- **GÉLULES** (de poudre d'écorce) Bronchite : 1 gélule de 200 mg, 2 ou 3 fois par jour.
- **INFUSION** 1 c. à café bombée pour 75 cl d'eau chaude. Prendre 1 ou 2 fois par jour en cas de diarrhée.
- **CATAPLASME** Ajouter quelques gouttes de teinture de souci à 1 c. à café de poudre, en faire une pâte à appliquer sur les blessures.

INDICATIONS

● **DIGESTION**
Cette plante calme instantanément acidité gastrique, diarrhée et gastroentérite. Elle soulage les coliques, inflammations de l'abdomen, constipation, hémorroïdes, diverticulite et colopathie fonctionnelle.

● **TONIQUE ET NUTRITIF**
Pris régulièrement, l'orme rouge est nutritif et adoucissant. Excellent aliment des convalescents et personnes déficientes, surtout en cas de faiblesse ou d'hypersensibilité du tube digestif. C'est aussi un bon aliment pour bébé.

● **PROBLÈMES DE PEAU**
En usage externe et au contact de tissus enflammés, l'orme rouge a des vertus adoucissantes et il fait fonction de pansement protecteur. Excellent en cataplasme pour « faire sortir » échardes ou furoncles.

● **TROUBLES URINAIRES**
L'orme rouge calme l'irritation des uretères, ce qui en fait un bon remède de la cystite chronique.

● **TOUX**
L'orme rouge est indiqué en cas de troubles respiratoires. Il a un effet calmant sur la toux, et améliore bronchite, pleurésie et tuberculose.

URTICA DIOICA

ORTIE

Démangeaisons et irritations de la peau ◆ Rhume des foins
◆ Hémorragies dont épistaxis

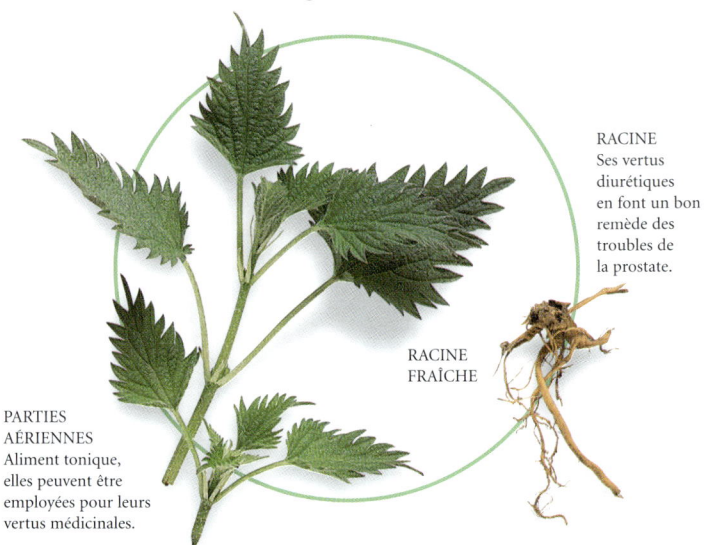

RACINE
Ses vertus diurétiques en font un bon remède des troubles de la prostate.

RACINE FRAÎCHE

PARTIES AÉRIENNES
Aliment tonique, elles peuvent être employées pour leurs vertus médicinales.

PROPRIÉTÉS

- DIURÉTIQUE
- TONIQUE
- ASTRINGENT
- HÉMOSTATIQUE

PRÉPARATIONS

- **DÉCOCTION** (de racine) Prostatisme : boire 1 tasse par jour.
- **INFUSION** (de feuilles) Comme tonique, en boire 20 cl par jour.
- **ONGUENT** (de feuilles) En onctions larges sur l'eczéma.
- **TEINTURE** (de racine) Prostatisme : 1 c. à café diluée dans 10 cl d'eau, 2 fois par jour.

INDICATIONS

● **DRAINAGE**
L'ortie draine et détoxique l'organisme, entraînant l'élimination des déchets.

● **PREMIERS SOINS**
Ses propriétés antiallergiques en font un bon remède des démangeaisons et piqûres d'insecte. En lavage sur brûlures et plaies. Aussi étonnant que cela paraisse, le jus est efficace pour calmer les piqûres d'ortie !

● **REINS**
Grâce à ses vertus diurétiques, probablement dues à la présence de flavonoïdes et à sa forte teneur en potassium, l'ortie augmente la diurèse, tonifie les reins et traite la rétention d'eau. On emploie la racine pour les troubles de la prostate.

● **RHUME DES FOINS**
Ses vertus antiallergiques en font un bon traitement du rhume des foins, de l'asthme et de la rhinite allergique.

● **SAIGNEMENTS**
L'ortie réduit ou fait cesser les hémorragies nasales et facilite la coagulation au niveau des plaies. Elle réduit les règles trop abondantes et soigne l'anémie. Riche en fer et en vitamine C, elle contient aussi d'autres minéraux et vitamines.

VACCINIUM MACROCARPON

CANNEBERGE

Cystite et toute infection urinaire ◆ Prostatisme et adénome prostatique ◆ Calculs rénaux

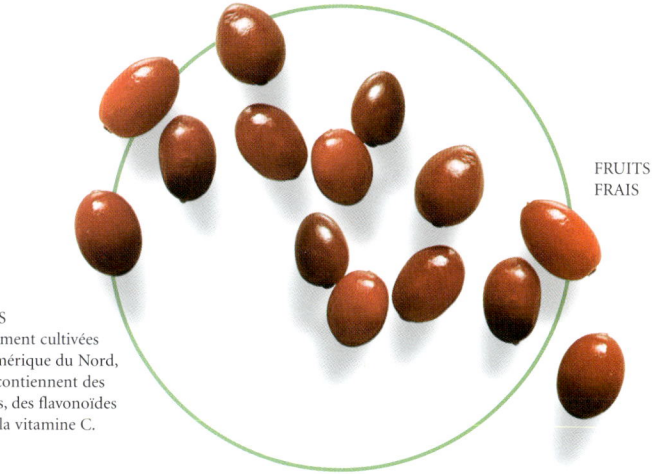

BAIES
Largement cultivées en Amérique du Nord, elles contiennent des tanins, des flavonoïdes et de la vitamine C.

FRUITS FRAIS

PROPRIÉTÉS

- DIURÉTIQUE
- DÉSINFECTANT URINAIRE
- DRAINEUR

PRÉPARATIONS

- **BAIES** Les baies fraîches sont riches en vitamine C et se consomment de différentes manières. On en tire un extrait concentré.
- **JUS** Diurétique, il lutte aussi contre l'infection. Il permet de réduire la prise d'antibiotiques par les femmes souffrant de cystite chronique.

INDICATIONS

INFECTIONS URINAIRES
Remède classique de ce type d'infections, la canneberge peut être prise aussi bien préventivement que curativement en cas de cystite ou d'urétrite, car la plante désinfecte les uretères. En cas de crise aiguë, il est conseillé de prendre en association des plantes comme le buchu et la busserole. Prise pendant une longue période, elle prévient la formation des calculs rénaux.

● **AFFECTIONS DE LA PROSTATE**
Soulage les troubles associés à une diminution de la diurèse, comme en cas de prostatisme.

● **BOISSON TONIQUE**
En Suède, ce fruit est consommé en boisson acidulée. On en mélange souvent le jus avec celui de la pomme afin de l'adoucir et d'en faire un remède au goût agréable.

● **ALIMENT NUTRITIF**
Avec la canneberge, les Indiens d'Amérique préparaient le pemmican, mélange de baies écrasées avec de la viande séchée et de la graisse animale qui leur permettait d'affronter les longs hivers. Les baies peuvent agrémenter gâteaux, tartes et sauces.

● **MISE EN GARDE**
En cas de troubles rénaux, prendre l'avis d'un thérapeute.

VALERIANA OFFICINALIS

VALÉRIANE

Tension nerveuse et troubles du sommeil ◆ Tension musculaire ◆ Douleurs dorsales ou menstruelles

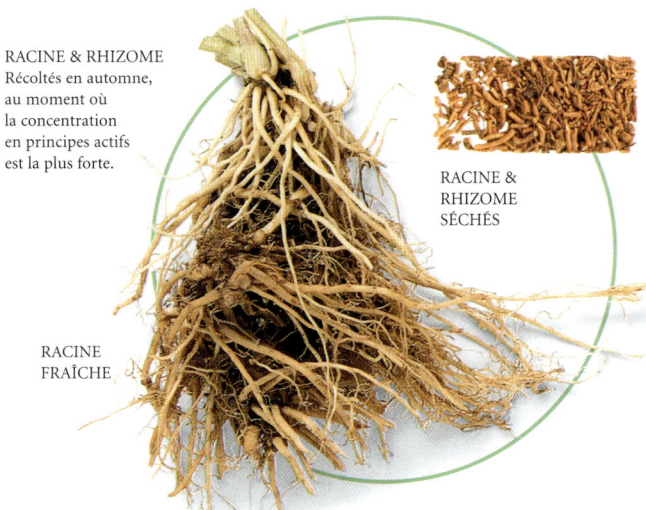

RACINE & RHIZOME
Récoltés en automne, au moment où la concentration en principes actifs est la plus forte.

RACINE & RHIZOME SÉCHÉS

La valériane est parfois appelée le « tranquillisant végétal ».

RACINE FRAÎCHE

PROPRIÉTÉS

- SÉDATIF
- CALMANT
- ANTISPASMODIQUE
- ANXIOLYTIQUE
- HYPOTENSEUR

PRÉPARATIONS

- **DÉCOCTION** Excellent sédatif à prendre le soir à raison de 2,5 à 10 cl.
- **POUDRE** Sous forme de gélules. Insomnie : prendre 1 ou 2 gélules de 500 mg.
- **COMPRIMÉS** Contre le stress, elle est associée à d'autres plantes.
- **TEINTURE** Anxiété : prendre 20 gouttes dans de l'eau chaude, de 1 à 5 fois par jour.

INDICATIONS

● **ANXIÉTÉ & STRESS**
Calmant doux et sans danger qui diminue la tension nerveuse et l'anxiété, la valériane est idéale pour ceux qui ont du mal à se dégager de leurs soucis. Adaptée à presque tous les cas de troubles liés au stress, elle détend l'esprit et décontracte le corps, calme les palpitations, les crises de panique et les tremblements.

● **HYPERTENSION**
En association avec d'autres plantes, ses vertus calmantes et relaxantes dilatent les vaisseaux sanguins, ce qui abaisse la tension artérielle.

● **INSOMNIE**
Dans l'Antiquité, la valériane était déjà utilisée par les Romains pour ses vertus sédatives. C'est le remède de l'insomnie, qu'elle soit due à l'anxiété ou à la surexcitation.

● **MUCLES CONTRACTÉS**
Elle atténue les contractures musculaires, en particulier au niveau des épaules, de la nuque et du dos, ainsi que les crampes. Elle agit aussi sur les douleurs menstruelles et sur le syndrome prémenstruel.

● **MISE EN GARDE**
Peut provoquer de la somnolence. À éviter si vous prenez déjà d'autres somnifères.

VIBURNUM OPULUS

VIORNE

Crampes et douleurs menstruelles ◆ Colopathie fonctionnelle ◆ Tension nerveuse

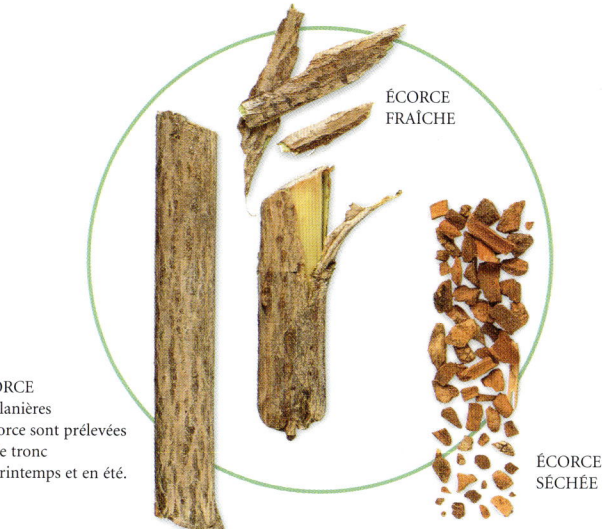

ÉCORCE FRAÎCHE

ÉCORCE
Des lanières d'écorce sont prélevées sur le tronc au printemps et en été.

ÉCORCE SÉCHÉE

PROPRIÉTÉS

- ANTISPASMODIQUE
- SÉDATIF
- ASTRINGENT
- NERVIN

PRÉPARATIONS

- **DÉCOCTION** Règles douloureuses : ½ tasse toutes les 3 heures.
- **LOTION** (d'écorce) Soulage les douleurs musculaires et les crampes, en frictions sur le cou et les épaules.
- **TEINTURE** Pour traiter la tension nerveuse ou musculaire. Colopathie fonctionnelle : prendre ½ c. à café dans de l'eau chaude, 2 fois par jour.

INDICATIONS

● **MUSCLES CONTRACTÉS**
On peut l'utiliser par voie interne ou l'appliquer localement pour détendre les muscles. Très efficace contre les crampes et les spasmes, agit aussi en cas de règles douloureuses. Améliore les difficultés respiratoires de l'asthme.

● **ARTHRITE**
Soulage l'arthrite dans la mesure où la faiblesse articulaire et la douleur sont à l'origine d'une contracture musculaire qui peut aller jusqu'à la rigidité. Quand le muscle se détend, la circulation locale s'améliore, ce qui permet l'élimination de déchets, tel l'acide lactique.

● **CONSTIPATION**
La détente musculaire permet de soulager la colopathie fonctionnelle et la constipation.

● **OREILLONS**
Les Indiens Penobscot l'utilisaient pour soigner oreillons et inflammations ganglionaires.

● **STRESS & TENSION**
Grâce à ses vertus sédatives, la viorne atténue les symptômes liés à la tension nerveuse.

● **CIRCULATION**
Parce qu'elle détend le système cardiovasculaire, la viorne est un traitement courant de l'hypertension et autres troubles circulatoires.

AGNUS-CASTUS

Régulation hormonale et menstruations

◆ Syndrome prémenstruel ◆ Stérilité

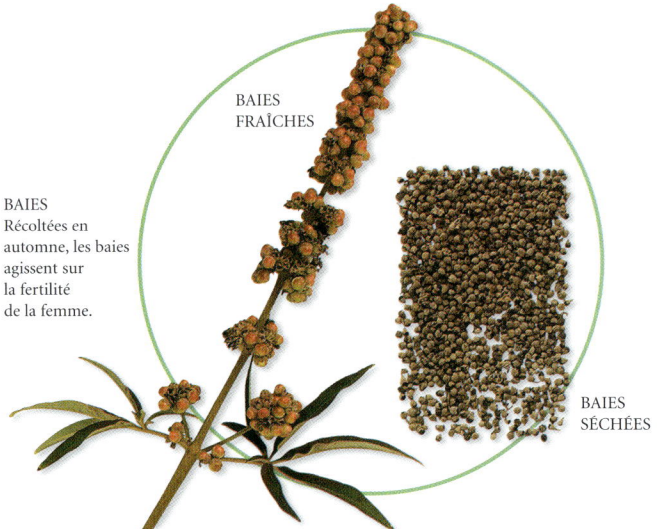

BAIES FRAÎCHES

BAIES
Récoltées en automne, les baies agissent sur la fertilité de la femme.

BAIES SÉCHÉES

PROPRIÉTÉS

- RÉGULATEUR HORMONAL
- FAVORISE LA SÉCRÉTION DE PROGESTÉRONE
- GALACTOGÈNE

PRÉPARATIONS

- COMPRIMÉS Pratiques, à utiliser en cas de syndrome prémenstruel, pour faciliter la conception et à la ménopause pour compenser les modifications hormonales.
- TEINTURE (de baies fraîches ou séchées) Cycles irréguliers, ménopause, fertilité défaillante : prendre 40 gouttes dans de l'eau, tous les jours, pendant 3 mois.

INDICATIONS

● **RÉGULATION HORMONALE**
L'agnus-castus est l'une des principales plantes régulatrices du système hormonal féminin. En augmentant la sécrétion de progestérone, cette plante contribue à l'équilibre hormonal tout au long du cycle menstruel.

● **CYCLES MENSTRUELS**
Agit sur les cycles absents ou irréguliers : abrège les cycles trop longs ou, au contraire, prolonge les cycles courts.

● **ALLAITEMENT**
Les baies augmentent la lactation.

● **SYNDROME PRÉMENSTRUEL**
Souvent prescrit par les phytothérapeutes occidentaux pour traiter les symptômes du syndrome prémenstruel tels que gonflements, mastose, irritabilité, dépression, migraine et acné. Pour être efficace, le traitement doit être poursuivi plusieurs mois de suite.

● **STÉRILITÉ**
Cette plante aide la conception si la stérilité est liée à une baisse du taux de progestérone.

● **MISE EN GARDE**
Pris en excès, peut provoquer des sensations de fourmillements.

WITHANIA SOMNIFERA

ASHWAGANDHA

Dépression nerveuse et stress

Aphrodisiaque ◆ Favorise la convalescence

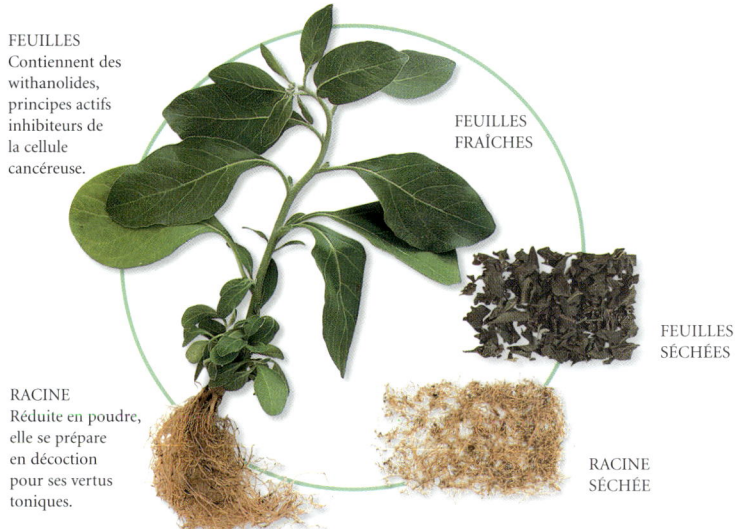

FEUILLES
Contiennent des withanolides, principes actifs inhibiteurs de la cellule cancéreuse.

FEUILLES FRAÎCHES

FEUILLES SÉCHÉES

RACINE
Réduite en poudre, elle se prépare en décoction pour ses vertus toniques.

RACINE SÉCHÉE

PROPRIÉTÉS

- ADAPTOGÈNE
- TONIQUE
- SÉDATIF

PRÉPARATIONS

- **GÉLULES** (de poudre de racine séchée) Dépression nerveuse : prendre 1 ou 2 gélules par jour avec de l'eau.
- **DÉCOCTION** (de racine) Stress : 5 g de racine dans 10 cl d'eau pris sur 2 jours. Peut aussi se prendre comme tonique calmant.
- **POUDRE** Anémie : prendre ½ c. à café dans un peu d'eau, 1 fois par jour.

INDICATIONS

● **RECONSTITUANT**
Connue sous le nom de « ginseng indien », cette plante est employée en médecine ayurvédique pour redonner de la vitalité, clarifier l'esprit, calmer les nerfs et favoriser le sommeil. En Occident, on l'utilise surtout en tant que remède roboratif pour les personnes âgées et les malades chroniques.

● **STRESS**
Conseillée à ceux qui souffrent de surmenage ou d'épuisement nerveux, cette plante réduit l'hyperactivité.

● **ANÉMIE**
Plante très riche en fer.

● **APHRODISIAQUE**
Les recherches tendent à confirmer les vertus toniques et aphrodisiaques que lui attribue la médecine ayurvédique.

● **CANCER**
Il a été mis en évidence que les withanolides, analogues aux hormones stéroïdes sécrétées par le corps, sont anti-inflammatoires et inhibent le développement des cellules cancéreuses. On peut utiliser cette plante en prévention du cancer, mais en cas de maladies inflammatoires chroniques, telles que le lupus et la polyarthrite chronique évolutive.

ZEA MAYS

MAÏS

Cystite et infections urinaires
Lithiase rénale ◆ Hypertension

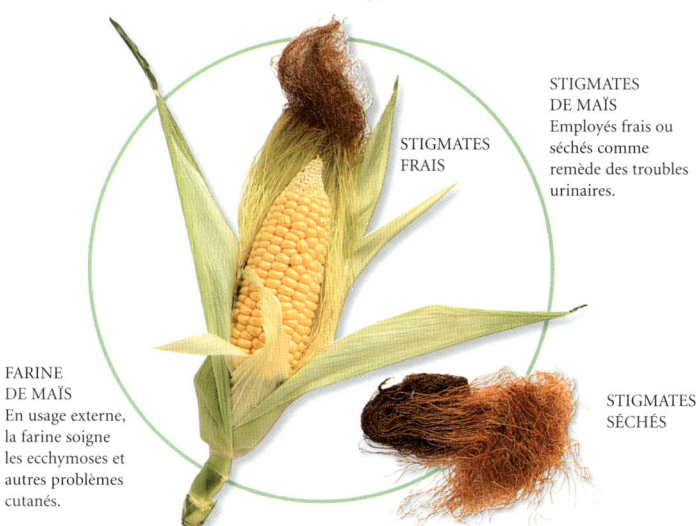

STIGMATES FRAIS

STIGMATES DE MAÏS Employés frais ou séchés comme remède des troubles urinaires.

STIGMATES SÉCHÉS

FARINE DE MAÏS En usage externe, la farine soigne les ecchymoses et autres problèmes cutanés.

PROPRIÉTÉS

- ÉMOLLIENT URINAIRE
- DIURÉTIQUE
- CHOLÉRÉTIQUE DOUX
- HYPOTENSEUR LÉGER

PRÉPARATIONS

- **GÉLULES** (de stigmates) Conseillées en cas d'œdème.
- **DÉCOCTION** (de farine) À appliquer en cataplasme sur plaies et furoncles.
- **INFUSION** (de stigmates) Adoucissante. Cystite : boire 50 cl par jour.
- **TEINTURE** (de stigmates) Pour soulager la cystite, on peut y associer le buchu.

INDICATIONS

● **INFECTIONS URINAIRES**
Diurétique utile dans presque tous les cas de troubles urinaires. Adoucit et protège la muqueuse des uretères et de la vessie, soulageant ainsi l'irritation et améliorant la diurèse. Efficace dans les cas d'envie fréquentes d'uriner, de douleurs à la miction, de problèmes de prostate et de cystite.

● **CALCULS RÉNAUX**
Bénéfique pour les reins, on pense qu'il inhibe la formation de calculs rénaux et soulage les symptômes liés à la présence de calculs déjà formés.

● **PROBLÈMES DE PEAU**
La médecine traditionnelle d'Amérique centrale et du Nord utilise la farine de maïs pour préparer des cataplasmes destinés à soigner ecchymoses, enflures, plaies légères et démangeaisons.

● **MÉDECINE CHINOISE**
En Chine, les stigmates sont utilisés en cas de rétention d'eau et de jaunisse. Ils luttent contre la rétention d'eau, en particulier au cours de la grossesse et stimulent la fonction hépatique.

● **CIRCULATION**
Des recherches ont montré que les stigmates avaient un effet hypotenseur et activaient la coagulation.

ZINGIBER OFFICINALE

GINGEMBRE

Mal des transports, nausées, y compris celles du matin • Circulation sanguine • Fièvre

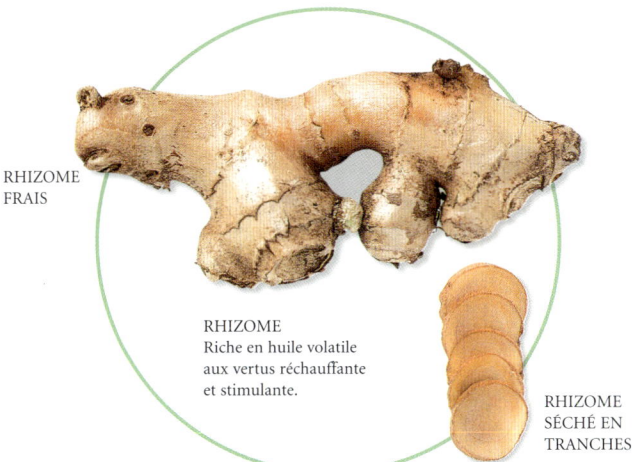

RHIZOME FRAIS

RHIZOME
Riche en huile volatile aux vertus réchauffante et stimulante.

RHIZOME SÉCHÉ EN TRANCHES

PROPRIÉTÉS

- ANTIÉMÉTIQUE
- CIRCULATOIRE
- BÉCHIQUE
- ANTI-INFLAMMATOIRE
- ANTISEPTIQUE

PRÉPARATIONS

- **GÉLULES** Nausées matinales : 1 gélule de 75 mg toutes les heures.
- **HUILE ESSENTIELLE** En onction, soulage les douleurs arthritiques. Diluer 5 gouttes dans 20 gouttes d'huile.
- **INFUSION** Nausées : 1 tasse, de 1 à 3 fois par jour.
- **TEINTURE** Digestion : 30 gouttes dans de l'eau, 2 fois par jour.

INDICATIONS

● **DIGESTION**
Le gingembre est un excellent remède des dyspepsies, flatulences et coliques. Ses vertus antiseptiques le font conseiller en cas d'infections gastro-intestinales, y compris dans certains cas d'intoxication alimentaire.

● **NAUSÉES**
Très efficace contre le mal des transports et les nausées matinales. Il a été prouvé qu'il est plus efficace que les remèdes classiques contre les nausées postopératoires.

● **CIRCULATION**
Stimule la circulation générale et périphérique, ce qui en fait un bon remède des engelures. Est aussi hypotenseur.

● **RHUME & GRIPPE**
Sudorifique, il fait tomber la fièvre. Il réchauffe et calme la toux, les rhumes, la grippe et les troubles respiratoires. La médecine chinoise le prescrit en cas de refroidissements, de maux de tête, de douleurs musculaires, mais aussi de faiblesse du pouls et de teint pâle.

● **MISE EN GARDE**
À éviter en usage médicinal en cas d'ulcère gastrique. Ne prendre l'huile essentielle par voie interne que sur avis d'un thérapeute.

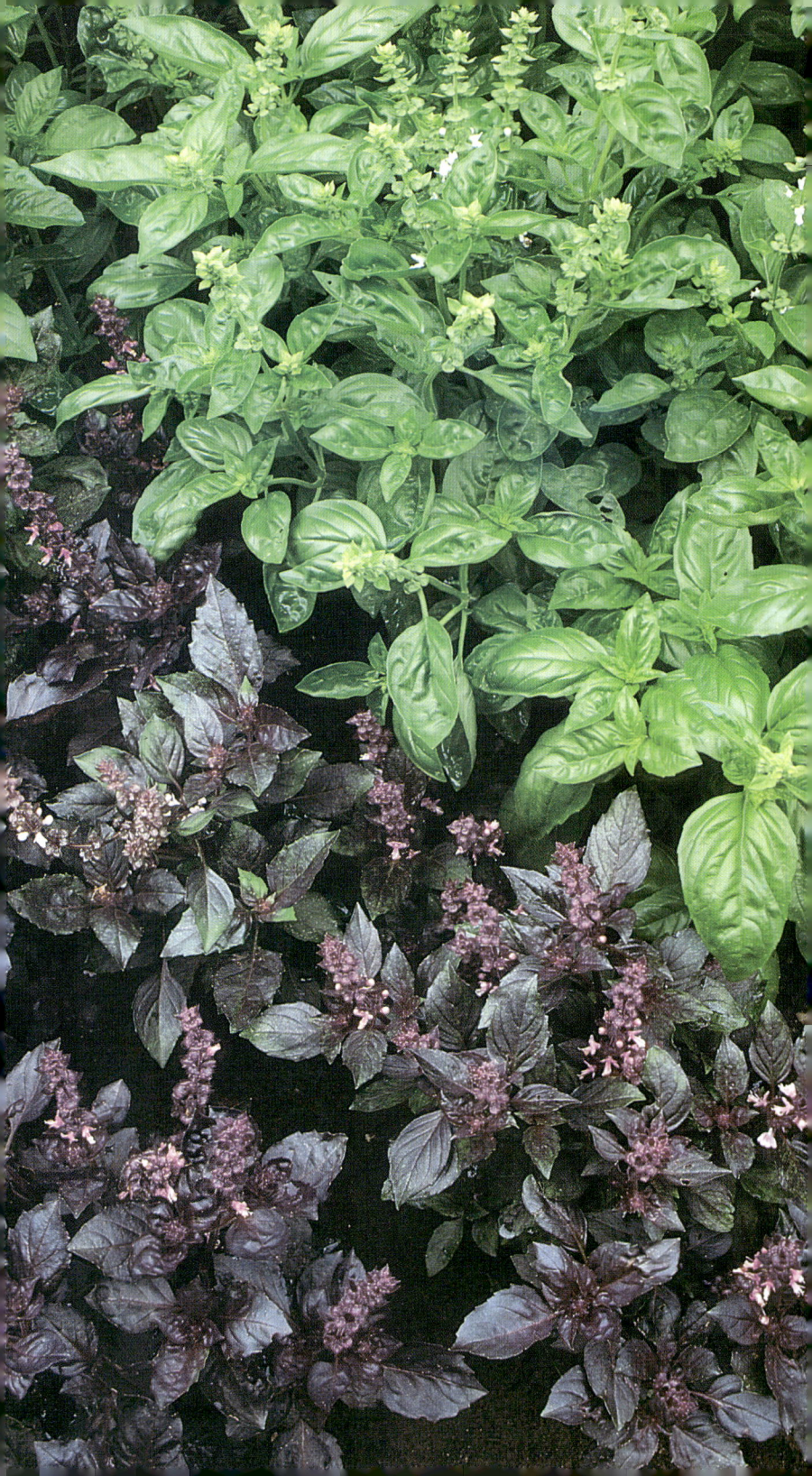

Herboristerie
familiale

Un mémento pour vous aider à choisir les remèdes à base de plantes les mieux adaptés aux maladies les plus courantes qui vous permettra de soigner tous les membres de la famille, quel que soit leur âge.

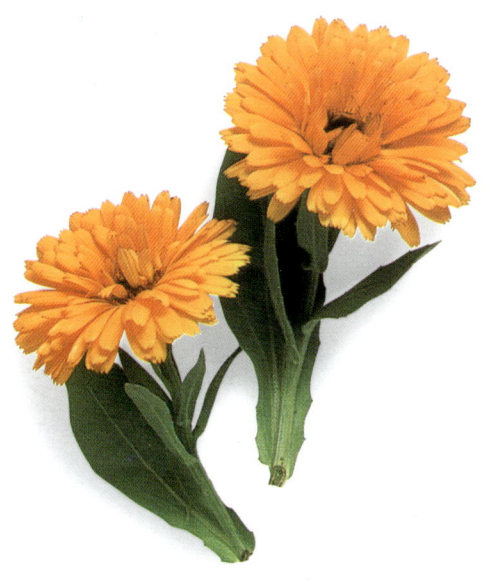

ALLERGIES

Les remèdes à base de plantes atténuent l'hypersensibilité de l'organisme aux allergènes et traitent les réactions allergiques.

AFFECTIONS	MISE EN GARDE
ECZÉMA Caractérisé par une peau rouge et enflammée, l'eczéma provoque de l'irritation, des squames et des vésicules. Réaction allergique à certaines substances, l'eczéma peut aussi apparaître spontanément. Pour obtenir un soulagement, prendre les remèdes préconisés pendant au moins une semaine.	Si vous ne constatez aucune amélioration ou en cas d'aggravation, consultez un médecin.
RHINITE ALLERGIQUE Réaction à des irritants, tels que pollution, poussières ou pollen, la rhinite peut survenir toute l'année et s'accompagne souvent de rhinorrhée.	Si vous êtes atteint d'asthme ou de toute autre forme grave d'allergie, consultez un médecin avant d'avoir recours aux plantes médicinales.
RHUME DES FOINS Le rhume des foins survient généralement au printemps, il est dû aux pollens et aux graminées. De même que la rhinite allergique, les symptômes les plus courants sont : éternuement, rhinorrhée, sinusite, conjonctivite et même bronchite asthmatiforme.	Si vous êtes atteint d'asthme, consultez un médecin avant d'avoir recours aux plantes médicinales.
ASTHME & RESPIRATION SIFFLANTE L'asthme est généralement de nature allergique, mais peut aussi résulter d'une infection. Les plantes préconisées soulagent les symptômes, mais il faut laisser à un thérapeute le soin de déterminer la cause de l'asthme.	Si vous êtes atteint d'asthme ou de toute autre forme grave d'allergie, consultez un médecin avant d'avoir recours aux plantes médicinales.
GÊNE RESPIRATOIRE L'ortie, le thym, la viorne et l'échinacéa facilitent la respiration en cas d'infection pulmonaire, de grippe ou autres problèmes respiratoires.	Si vous êtes atteint d'asthme ou de toute autre forme grave d'allergie, consultez un médecin avant d'avoir recours aux plantes médicinales.
BRONCHITE ASTHMATIFORME C'est en renforçant le système immunitaire que l'on soulage cette maladie, conséquence d'un rhume ou d'une infection pulmonaire.	Si vous êtes atteint d'asthme, consultez un médecin avant d'avoir recours aux plantes médicinales.

ALLERGIES

Les allergies apparaissent en général lorsque le système immunitaire réagit de manière exagérée au contact d'un irritant externe appelé allergène : pollen, piqûres d'insecte, plantes, produits chimiques ou aliments. À long terme, on traite les allergies en évitant le contact avec les allergènes et par l'emploi de plantes médicinales destinées à atténuer l'hypersensibilité du corps et à soulager les symptômes. Si vous souffrez d'allergies graves, tel l'asthme, ou si les symptômes semblent empirer après avoir pris une plante médicinale, consultez un thérapeute.

VOIE EXTERNE	VOIE INTERNE
MENTHE POIVRÉE (*Mentha x piperita*, p. 68). Faites infuser 10 min 1 c. à café de plantes pour 1 tasse d'eau, passez, laissez tiédir et lotionnez la peau 2 ou 3 fois par jour. **GOTU KOLA** (*Centella asiatica*, p. 42). Appliquez 2 ou 3 fois par jour de la poudre ou une pâte obtenue en mélangeant la poudre avec de l'eau.	
	ORTIE (*Urtica dioica*, p. 88). 3 ou 4 tasses d'infusion par jour pendant 3 mois d'affilée. **SCUTELLAIRE** (*Scutellaria baicalensis*, p. 81). 2 tasses de décoction par jour.
	FLEURS DE SUREAU (*Sambucus nigra*, p. 79). 2 ou 3 tasses d'infusion par jour pendant les mois qui précèdent la saison du rhume des foins.
CAMOMILE (*Chamomilla recutita*, p. 43). Préparez une infusion avec 2 c. à café bombées de plante pour 1 tasse d'eau, couvrez, laissez infuser 10 min, puis enlevez le couvercle et inhalez la vapeur. Passez, et buvez la tisane.	**ORTIE** (*Urtica dioica*, p. 88), **THYM** (*Thymus vulgaris*, p. 86). Préparez une infusion composée de 10 g de chaque plante pour 75 cl d'eau que vous boirez tout au long de la journée.
	VIORNE (*Viburnum opulus*, p. 91). 1 c. à café de teinture dans de l'eau jusqu'à 6 fois par jour pendant 3 jours, puis ramener la dose à 1 c. à café, 3 fois par jour pendant 7 jours.
	ÉCHINACÉA (*Echinacea angustifolia*, p. 51). À prendre sous forme de comprimés ou de gélules, ou encore ½ c. à café de teinture dans de l'eau, 2 ou 3 fois par jour.

CIRCULATION

De nombreuses plantes préviennent les troubles circulatoires, maintenant ainsi une tension artérielle correcte.

AFFECTIONS	MISE EN GARDE
ANÉMIE L'anémie ferriprive, due à une perte de sang, peut être soignée par les plantes. Les plantes amères augmentent l'assimilation des nutriments et certaines, telle l'ortie, sont riches en fer.	Avant d'entreprendre une automédication par les plantes, demandez à un médecin de diagnostiquer le type d'anémie dont vous souffrez.
HYPERTENSION & ARTÉRIOSCLÉROSE Les plantes qui fluidifient le sang, abaissent la tension artérielle et stimulent la circulation sanguine améliorent les cas bénins. L'ail est souvent employé, mais il est plus efficace à titre préventif qu'en traitement curatif.	Consultez un médecin surtout si vous suivez déjà un traitement ou si vous éprouvez une violente douleur dans la poitrine, des picotements ou des palpitations.
TACHYCARDIE & CRISE D'ANGOISSE Avant tout liée au stress, la tachycardie peut aussi, bien que rarement, être l'annonce de problèmes cardiaques. Elle est le symptôme majeur des crises d'angoisse, caractérisées par un soudain accès de peur et d'anxiété.	Si la tachycardie se prolonge, consultez un médecin. Ne prenez pas de Dang shen avec des anticoagulants ou des antiplaquettaires ni au cours de la grossesse.
EXTRÉMITÉS FROIDES & ENGELURES Une mauvaise circulation, outre son désagrément, peut être à l'origine d'engelures douloureuses affectant les doigts ou les orteils. Les plantes, en stimulant la circulation, facilitent l'afflux de sang vers les extrémités.	Consultez un médecin si vous avez souvent les doigts et les orteils froids et engourdis.
VARICES La faiblesse des veines ou l'hypertension peuvent dilater par endroits les minces parois veineuses, ce qui les distend.	Ne jamais masser ni frictionner les veines variqueuses. Consultez un médecin si vos veines sont chaudes, enflées, ulcérées, ou en cas de coloration rouge sombre de la peau ou des veines.
HÉMORROÏDES La cause en est généralement la constipation et une mauvaise alimentation. Les plantes astringentes et anti-inflammatoires les soulagent.	Une alimentation riche en fibres et pauvre en graisse évite la constipation et diminue le risque d'artériosclérose.

CIRCULATION

Les cellules doivent recevoir les nutriments essentiels à leur vie et être débarrassées des déchets. Une mauvaise circulation détériore ce processus, l'hypertension s'installe, le cœur se fatigue. Une alimentation saine et de l'exercice maintiennent le cœur en bon état et évitent l'encrassement des artères. En cas de douleurs précordiales violentes, de tachycardie, de perte de connaissance, d'engourdissement, ou encore si la peau ou les veines prennent une coloration rouge sombre, consulter immédiatement un médecin.

VOIE EXTERNE	VOIE INTERNE
	GENTIANE (*Gentiana lutea*, p. 57). De 2 à 5 gouttes de teinture dans de l'eau, 30 min avant les repas. **ORTIE** (*Urtica dioica*, p. 88) Très efficace en cas d'anémie liée à des règles abondantes. Tout au long de la journée, buvez une infusion de 25 g de plantes dans 75 cl d'eau.
	AIL (*Allium sativum*, p. 31). En gélules ou bien mangez 1 ou 2 gousses d'ail par jour. **GINGEMBRE** (*Zingiber officinale*, p.95). ¼ de c. à café de gingembre frais par jour. **GINKGO** (*Ginkgo biloba*, p.58). En gélules, cure de 2 ou 3 mois.
	DANG SHEN (*Salvia miltiorrhiza*, p. 77). Prenez 3 ou 4 tasses de décoction par jour pendant 1 semaine. Ou bien divisez la dose par deux et faites une cure de 2 ou 3 semaines.
GINGEMBRE (*Zingiber officinale*, p. 95), **ÉCHINACÉA** (*Echinacea angustifolia*, p. 51), **CITRON** (*Citrus limon*, p. 46). Appliquez 2 fois par jour sur les engelures bénignes du gingembre frais, du jus de citron pur ou de la teinture d'échinacéa pour éviter le saignement.	**PIMENT DE GUINÉE** (*Capsicum frutescens*, p. 39). En hiver, prenez des comprimés ou ajoutez une pincée de poudre à chaque repas. **VIORNE** (*Viburnum opulus*, p. 91). Faites une décoction avec 15 g de plante et 75 cl d'eau. Prenez-en 3 tasses par jour.
SOUCI (*Calendula officinalis*, p. 38), **HAMAMÉLIS** (*Hamamélis viginiana*, p. 60). Appliquez doucement sur la zone affectée de l'eau d'hamamélis diluée, de la pommade ou de l'onguent, 1 ou 2 fois par jour. On peut aussi mélanger à partie égales les pommades préparées avec ces deux plantes.	
HAMAMÉLIS (*Hamamélis viginiana*, p. 60). Appliquez délicatement 1 ou 2 fois par jour de l'eau ou de l'onguent d'hamamélis sur la zone affectée.	**ORME ROUGE** (*Ulmus rubra*, p. 87). Les comprimés de cette plante facilitent le passage des selles et soulagent les hémorroïdes douloureuses.

PROBLÈMES DE PEAU

Les problèmes cutanés mineurs : irritations, brûlures, piqûres et contusions, sont bien améliorés par les plantes.

AFFECTIONS	MISE EN GARDE
PIQÛRES BÉNIGNES & ENFLURES Les piqûres créent généralement une inflammation et une enflure locale de la peau que l'on peut soulager aisément en utilisant les plantes en usage interne et externe.	Consultez immédiatement un médecin si vous présentez des signes de réaction allergique grave, ou si vous avez été piqué à l'intérieur de la bouche et si la gorge se met à enfler.
IRRITATIONS, BRÛLURES & COUPS DE SOLEIL Plus gênants qu'autre chose, les irritations et brûlures légères, y compris les coups de soleil, guérissent en général spontanément. Cependant, les plantes peuvent accélérer le processus.	Consultez un médecin au moindre signe d'infection ou si vous constatez un changement d'aspect d'un grain de beauté ou d'une verrue.
BLESSURES BÉNIGNES & CONTUSIONS Écorchures et contusions font partie des aléas de la vie quotidienne. Certaines plantes peuvent procurer un soulagement.	En cas de blessures, contusions ou coupures profondes n'hésitez pas à consulter rapidement un médecin, surtout si la douleur persiste plus de 24 heures.
HERPÈS, VARICELLE & ZONA Les plantes, en particulier celles qui stimulent les défenses immunitaires, sont efficaces pour traiter ces infections virales qui affectent la peau.	Consultez toujours un médecin si vous pensez avoir un zona ; de même en cas de changement d'aspect d'un grain de beauté ou d'une verrue.
MYCOSES & INFECTIONS CUTANÉES Elles s'attrapent facilement par contact et il peut être difficile de les soigner soi-même. Le pied d'athlète est une mycose qui se développe entre et sous les orteils, ce qui provoque crevasses et desquamation.	En cas de pied d'athlète, gardez les pieds secs et propres, et ne portez pas de chaussettes synthétiques ou des chaussures trop serrées. L'huile de thym est à éviter pendant la grossesse.
ACNÉ & FURONCLES Dans ces deux cas, qui résultent d'une infection locale, d'un déséquilibre hormonal ou d'une intoxication générale, on doit traiter le terrain tout autant que la peau.	Ne pressez ni ne percez furoncles ou boutons d'acné, ce qui risquerait de répandre l'infection.

PROBLÈMES DE PEAU

La peau protège de la chaleur, du froid, de l'infection et des agressions du monde extérieur. Bien qu'elle se renouvelle sans cesse en surface, elle a besoin d'être régulièrement nettoyée et nourrie pour demeurer saine. Sa capacité de résistance aux agressions et de régénération dépend de l'état de santé général. Si de nombreux troubles mineurs peuvent être soignés par les plantes, les maladies graves ou chroniques nécessitent un traitement interne et l'avis d'un thérapeute. Consultez immédiatement en cas d'aggravation subite.

VOIE EXTERNE	VOIE INTERNE
LAVANDE (*Lavandula officinalis*, p.64). Frottez la piqûre avec des feuilles fraîches, de la teinture pure ou de l'huile essentielle. **ALOE VERA** (*Aloe vera*, p. 32). Appliquez le gel pour soulager l'inflammation. **MILLEPERTUIS** (*Hypericum perforatum*, p. 63). Appliquez un peu d'huile.	**ORTIE** (*Urtica dioica*, p. 88). 3 tasses d'infusion par jour comme antiallergique, ou 1 c. à café de teinture avec de l'eau, 3 fois par jour, de 1 à 3 jours. **ÉCHINACÉA** (*Echinacea angustifolia*, p. 51). En comprimés ou en gélules, stimule le système immunitaire.
ALOE VERA (*Aloe vera*, p. 32), **LAVANDE** (*Lavandula officinalis*, p. 64). Appliquez du gel d'aloe vera ou de l'huile essentielle de lavande sur la zone affectée aussi souvent que nécessaire.	**PISSENLIT** (*Taraxacum officinale*, p. 85), **BARDANE** (*Arctium lappa*, p. 35). Préparez une décoction avec 5 g de chacune de ces racines dans 75 cl d'eau. Buvez 2 tasses par jour pendant au moins 1 semaine pour soulager l'urticaire.
CONSOUDE (*Symphytum officinale*, p. 82), **ALOE VERA** (*Aloe vera*, p. 32). Excellents cicatrisants. Appliquez de l'onguent de consoude sur les bords de la plaie, ou lorsqu'une croûte s'est formée, mais pas sur une plaie ouverte. Nettoyez la plaie avec du gel d'aloe vera.	
AIL (*Allium sativum*, p. 31), **CITRON** (*Citrus limon*, p. 46), **GINGEMBRE** (*Zingiber officinale*, p. 95). Appliquez jusqu'à 6 fois par jour du gingembre frais, ½ gousse d'ail ou du jus de citron sur la zone affectée.	**ÉCHINACÉA** (*Echinacea angustifolia*, p. 51), **MILLEPERTUIS** (*Hypericum perforatum*, p. 63). ½ c. à café de teinture de l'une ou l'autre plante dans de l'eau, de 2 à 3 fois par jour.
LEPTOSPERMUM (*Melaleuca alternifolia*, p. 66), **GIROFLE** (*Eugenia caryophyllata*, p. 55), **SOUCI** (*Calendula officinalis*, p. 38), **THYM** (*Thymus vulgaris*, p. 86). Mélangez 5 gouttes d'huiles essentielles de leptospermum, girofle ou thym avec 1 c. à café de pommade au calendula. Appliquez 1 ou 2 fois par jour.	
LEPTOSPERMUM (*Melaleuca alternifolia*, p. 66), **GIROFLE** (*Eugenia caryophyllata*, p. 55). Tamponnez 2 fois par jour d'1 goutte d'huile essentielle de leptospermum ou de girofle.	**PISSENLIT** (*Taraxacum officinale*, p. 85), **BARDANE** (*Arctium lappa*, p. 35). Faites une décoction de 5 g de racine de bardane et 10 mg de racine de pissenlit dans 75 cl d'eau.

HERBORISTERIE FAMILIALE

TROUBLES DIGESTIFS

Les plantes améliorent le fonctionnement complexe des organes digestifs. Elles soulagent hyperacidité et nausée.

AFFECTIONS	MISE EN GARDE
MAUX D'ESTOMAC Les douleurs de type crampe sont le signe d'une irritation de l'estomac ou des intestinss. Elles peuvent dégénérer en vomissements et en diarrhée.	Si la douleur est aiguë ou fréquente, consultez un médecin.
NAUSÉES & VOMISSEMENTS Ces troubles se manifestent pour diverses raisons parmi lesquelles l'intoxication alimentaire, une infection, la fièvre, la migraine, le stress et le mal des transports. La plupart des plantes préconisées sont efficaces en cas de mal des transports.	En cas de nausées ou de vomissements graves et répétés, consultez un médecin. Toutes les variétés de menthe sont déconseillées aux enfants de moins de 5 ans.
MAUVAISE DIGESTION Peut aussi s'accompagner d'une perte d'appétit, de vomissements (voir ci-dessus) ou de bien d'autres symptômes. On peut faciliter la digestion en prenant un apéritif à base de plantes avant le repas (voir p. 122).	En cas de troubles digestifs répétés, de perte d'appétit ou de vomissements, consultez un médecin.
GAZ & FLATULENCES On peut prévenir ces troubles digestifs fréquents en prenant des plantes amères, lesquelles améliorent la digestion. Les tisanes de plantes aromatiques constituent des remèdes efficaces.	Les amers ne conviennent pas aux enfants de moins de 5 ans, qui d'ailleurs ne les aiment pas. Toutes les menthes leur sont déconseillées.
APHTES & PROBLÈMES DE GENCIVES On peut utiliser de nombreuses plantes astringentes pour soigner les aphtes et renforcer les gencives. La sauge se montre particulièrement efficace, car elle désinfecte la bouche. La teinture de myrrhe risque de piquer lors de l'application, mais elle accélère la guérison.	En cas de gingivite et de déchaussement des dents, consultez un dentiste.

TROUBLES DIGESTIS

Les troubles digestifs sont courants et gâchent la vie de ceux qui en souffrent. Une mauvaise digestion vient de l'insuffisance ou de l'excès des sécrétions digestives, d'infections (gastroentérites), de candidoses, du stress ou de l'anxiété. Il est recommandé de se nourrir d'aliments complets. Dans certains cas, le jeûne peut être utile, tandis que dans d'autres, il peut être nécessaire d'éviter certains types de nourriture. En cas de troubles digestifs permanents ou récurrents, consultez un thérapeute afin qu'il en détermine la cause.

VOIE EXTERNE	VOIE INTERNE
	AIL (*Allium sativum*, p. 31). Mangez 1 ou 2 gousses par jour ou prenez des gélules. **SOUCI** (*Calendula officinalis*, p. 38). Faites infuser 2 c. à café de plante dans 75 cl d'eau et buvez-en jusqu'à 5 tasses par jour.
	GINGEMBRE (*Zingiber officinale*, p. 95). **CURCUMA** (*Curcuma longa*, p. 49). Préparez une infusion d'1 de ces 2 plantes avec 1 ou 2 tranches de racine par tasse d'eau. Laissez infuser 5 min et buvez chaud jusqu'à 5 tasses par jour. On peut ajouter 1 ou 2 clous de girofle (*Eugenia caryophyllata*, p. 55). **MENTHE POIVRÉE** (*Mentha x piperita*, p. 68). Buvez jusqu'à 5 tasses par jour d'infusion.
	CITRON (*Citrus limon*, p. 46). Pour stimuler la digestion, buvez chaque matin le jus d'un citron fraîchement pressé, pur ou dilué.
	GENTIANE (*Gentiana lutea*, p. 57). Prenez préventivement de 5 à 10 gouttes de teinture, 3 fois par jour dans de l'eau. **MENTHE POIVRÉE** (*Mentha x piperita*, p. 68). Prenez de l'infusion jusqu'à 5 fois par jour.
ÉCHINACÉA (*Echinacea angustifolia*, p. 51), **RÉGLISSE** (*Glycyrrhiza glabra*, p. 59), **MYRRHE** (*Commiphora molmol*, p. 47). Mélangez ces teintures à parts égales et appliquez quotidiennement le mélange pur ou dilué sur les ulcérations buccales. **SAUGE** (*Salvia officinalis*, p. 78). Utilisez l'infusion en bain de bouche ou frictionnez-vous les gencives avec les feuilles ou de la sauge en poudre.	

TROUBLES INTESTINAUX

Le psyllium soulage des troubles aussi divers que la constipation, la diarrhée et la colopathie fonctionnelle.

AFFECTIONS	MISE EN GARDE
CONSTIPATION Elle est souvent la conséquence d'un régime alimentaire pauvre en fruits, légumes et céréales complètes. Les plantes médicinales sont efficaces pour lutter contre la constipation, en association avec une alimentation plus équilibrée.	Mangez beaucoup de fruits frais. En cas de constipation persistante, de douleurs aiguës ou de sang dans les selles, consultez un médecin. Évitez les cures prolongées de séné, n'en donnez pas aux enfants de moins de 5 ans, n'en prenez pas si vous êtes enceinte.
DIARRHÉE Ce trouble est généralement dû à une infection ou inflammation intestinale, telle qu'une intoxication alimentaire.	En cas de diarrhée persistante, de douleurs aiguës ou de sang dans les selles, consultez un médecin. Évitez la sauge si vous êtes enceinte.
COLOPATHIE FONCTIONNELLE Ce syndrome peut être à l'origine d'une alternance de diarrhée et de constipation ; les crises de colique sont dues à la tension et aux spasmes musculaires du côlon.	En cas de diarrhée persistante, de douleurs aiguës, ou de sang dans les selles, consultez un médecin.
ACIDITÉ & DYSPEPSIE La dyspepsie vient d'un excès d'acidité et est souvent liée à une alimentation mal équilibrée. L'orme rouge agit en tant que pansement gastrique et intestinal, car il protège la muqueuse de l'acidité. La reine des prés adoucit et renforce la muqueuse stomacale.	Supprimez les aliments acides, tels qu'orange, viande rouge, épinards et tomates, et évitez autant que possible l'alcool et le tabac.

TROUBLES INTESTINAUX

Les plantes favorisent le rétablissement du fonctionnement intestinal normal, qu'il s'agisse de constipation ou de diarrhée. Celles qui agissent sur la constipation sont : la viorne, le pissenlit, le gingembre, la réglisse, le psyllium, le séné, le lin et l'orme rouge. En cas de diarrhée et de colopathie fonctionnelle, la meilleure plante est la sauge. L'acidité gastrique est atténuée par l'orme rouge, qui joue le rôle de pansement gastrique et intestinal, et par la reine des prés. La camomille allemande soulage la plupart des problèmes gastro-intestinaux.

VOIE EXTERNE	VOIE INTERNE
	PISSENLIT (*Taraxacum officinale*, p. 85). Faites une décoction avec 20 g de racine de pissenlit et 75 cl d'eau et buvez-en un peu chaque jour ou faites une infusion de racine et buvez-en 3 ou 4 tasses par jour. **GINGEMBRE** (*Zingiber officinale*, p. 95), **SÉNÉ** (*Cassia senna*, p. 41). Faites macérer de 3 à 6 gousses de séné et 2 ou 3 tronçons de gingembre dans 15 cl d'eau chaude. Vous pouvez aussi prendre le séné en comprimés. La cure sera de 10 jours au plus.
	SAUGE (*Salvia officinalis*, p. 78). Faites une décoction avec 1 c. à café bombée de plante pour 1,5 tasse d'eau et laissez frémir pendant 15 à 20 min. Buvez 3 tasses par jour pendant 3 jours au plus.
	PSYLLIUM (*Plantago*, p. 73). Une bonne c. à café de graines et de cosses avec au moins 1 tasse d'eau, 2 ou 3 fois par jour, ou mélangez aux aliments, avant de boire au moins une tasse d'eau. Laissez tremper les graines dans de l'eau froide toute la nuit avant de les consommer.
	ORME ROUGE (*Ulmus rubra*, p. 87). Préparez une infusion avec 2 c. à café bombées de plante et 10 cl d'eau. Laissez infuser 15 min et prenez de 1 à 4 fois par jour. **CAMOMILLE ALLEMANDE** (*Chamomilla recutita*, p. 43). En cas de dyspepsie, douleurs abdominales, flatulences et hoquet, prenez une infusion jusqu'à 5 fois par jour. **REINE DES PRÉS** (*Filipendula ulmaria*, p. 56). En cas d'acidité accompagnée de gastrite, faites une infusion de fleurs et buvez-en jusqu'à 5 tasses par jour.

HERBORISTERIE FAMILIALE

TROUBLES NERVEUX

Le système nerveux peut retrouver sa vitalité naturelle grâce aux plantes, qui ont aussi un effet anti-stress.

AFFECTIONS	MISE EN GARDE
ANXIÉTÉ & DÉPRESSION En soutenant le système nerveux, plusieurs plantes peuvent atténuer les symptômes de la dépression et de l'anxiété et apaiser le sentiment d'impuissance et de mal-être qui les accompagnent.	En cas de dépression grave, consultez un thérapeute. Mangez bien, faites de l'exercice régulièrement et détendez-vous. Le millepertuis est efficace seulement au bout de 2 ou 3 semaines.
NÉVRALGIE Cette douleur, provoquée par la compression, l'irritation ou la lésion d'un nerf, se manifeste généralement par accès brefs et aigus d'une douleur lancinante le long du nerf. Le millepertuis soulage la sciatique et les maux de tête.	Consultez un médecin en cas de douleur céphalique ou thoracique aiguës, de perte de sensation, de paralysie ou de vision double.
MAUX DE TÊTE & MIGRAINE Les plantes mentionnées ont des vertus relaxantes, elles soulagent les maux de tête, qu'ils soient dus au stress ou à des facteurs plus spécifiques. Celles qui agissent sur la migraine ont pour but de prévenir la crise et d'en traiter les symptômes.	En cas de maux de tête fréquents ou de migraines, consultez un médecin afin qu'il diagnostique et soigne la cause sous-jacente.
ABUS D'ALCOOL Bien qu'il ne s'agisse pas d'un trouble nerveux, on soigne ce problème comme tout autre type d'intoxication légère, ce qui implique de détoxifier l'organisme et de soulager le mal de tête.	Buvez beaucoup d'eau.
INSOMNIE La camomille allemande, la lavande et la passiflore, sont relaxantes, tandis que les plantes stimulantes, tels l'avoine et le ginseng, se montrent efficaces en cas d'épuisement nerveux et lorsqu'on se sent « trop fatigué pour dormir ». En cas d'insomnie passagère, prenez des somnifères à base de plantes.	
DOULEURS DENTAIRES La girofle a des vertus anesthésiantes.	En cas de fièvre ou de gonflement des gencives accompagnant la douleur, consultez un dentiste.

TROUBLES NERVEUX

Nous pouvons difficilement échapper au stress de la vie quotidienne, ce qui éprouve notre système nerveux. Un stress prolongé peut provoquer l'anxiété, la nervosité, la dépression, l'insomnie, la tachycardie et l'irritabilité. Les plantes permettent de détendre l'esprit, et leur action douce stimule ou calme le corps. Maux de tête et migraines sont soulagés par les plantes. En cas de stress émotionnel, souvenez-vous qu'il importe de bien manger, de faire de l'exercice régulièrement et de penser à consacrer du temps à la détente.

VOIE EXTERNE	VOIE INTERNE
	MILLEPERTUIS (*Hypericum perforatum*, p. 63). En comprimés ou en infusion à raison de 4 tasses par jour. **ASHWAGANDHA** (*Withania somnifera*, p. 93). En cas de stress prolongé, buvez 1 tasse de décoction par jour faite avec 1 g de racine pour 1 tasse d'eau.
MILLEPERTUIS (*Hypericum perforatum*, p. 63). **GIROFLE** (*Eugenia caryophyllata*, p. 55), **LAVANDE** (*Lavandula officinalis*, p. 64). Appliquez toutes les 2 ou 3 heures de l'huile de millepertuis, ou 20 gouttes d'huile de girofle et 20 gouttes d'huile de lavande ajoutées à 5 cl d'huile de millepertuis.	
LAVANDE (*Lavandula officinalis*, p. 64). Appliquez quelques gouttes d'huile essentielle sur les tempes pour soulager la migraine, apaiser l'anxiété et amener la détente.	**TANAISIE** (*Tanacetum parthenium*, p. 84). Au premier signe de migraine, prenez 10 gouttes de teinture dans de l'eau ou des comprimés. **ROMARIN** (*Rosmarinus officinalis*, p. 74). Faites infuser 1 c. à café rase de romarin par tasse d'eau et buvez-en de 1 à 4 tasses par jour.
	PISSENLIT (*Taraxacum officinale*, p. 85). Préparez une décoction avec 15 g de racine de pissenlit pour 75 cl d'eau. Buvez cette décoction par petites quantités tout au long de la journée.
	CAMOMILLE ALLEMANDE (*Chamomilla recutita*, p. 43), **LAVANDE** (*Lavandula officinalis*, p. 64), **PASSIFLORE** (*Passiflora incarnata*, p. 71). Ces plantes sont indiquées de la moins active à la plus efficace. Commencez par une infusion de camomille faite avec 1 ou 2 c. à café bombées de plante par tasse d'eau.
GIROFLE (*Eugenia caryophyllata*, p. 55). Mâchez un clou de girofle ou appliquez sur la dent douloureuse 1 ou 2 gouttes d'huile essentielle, 2 ou 3 fois par jour pendant 3 jours maximum.	

HERBORISTERIE FAMILIALE

TROUBLES RESPIRATOIRES

Les plantes protègent les muqueuses des yeux, des oreilles, des sinus, du nez, de la gorge et des poumons.

AFFECTIONS	MISE EN GARDE
TOUX & BRONCHITE Le thym est un bon antiseptique de tout l'appareil respiratoire et la réglisse un expectorant doux très utile en cas de toux persistante. Prenez beaucoup d'ail pour combattre la bronchite.	En cas de toux persistante en l'absence de rhume ou d'infection, ou si vous crachez du sang, consultez immédiatement un médecin. Évitez l'huile de thym si vous êtes enceinte.
RHUME Le rhume banal est une infection virale qui affecte le nez et la gorge. Il guérit de lui-même et survient en cas de fatigue et de stress.	Chez les enfants et chez les personnes âgées, un simple rhume peut se transformer en pneumonie. En cas d'aggravation, consultez un médecin.
GRIPPE La grippe s'accompagne de fièvre, de mal de tête, de douleurs musculaires, de nausées et de vomissements. Le gingembre, les clous de girofle, la cannelle et le piment ont des vertus réchauffantes et sudorifiques qui aident la température à baisser.	Si les symptômes s'aggravent ou persistent, ou en cas de douleur dans la poitrine ou de difficultés respiratoires, consultez un médecin.
ANGINE & AMYGDALITE L'ail, le gingembre et le citron sont préconisés. La sauge et l'échinacéa sont de puissants antiseptiques qui soulagent les symptômes et accélèrent la guérison.	En cas d'amygdalite chez un enfant de moins de 5 ans, consultez un médecin. Évitez la sauge si vous êtes enceinte.
SINUSITE Il n'est pas toujours facile de soigner un écoulement nasal chronique. On peut suspecter un régime alimentaire déséquilibré, une allergie ou la pollution atmosphérique.	
OTITE La cause peut en être un catarrhe ou une infection locale et, dans ce cas, l'ail est efficace. La lavande soulage tous les maux d'oreille.	Consultez un médecin en cas d'otite ou d'acouphènes, surtout chez les enfants.

APPAREIL RESPIRATOIRE

L'appareil respiratoire s'étend de la muqueuse oculaire et des sinus à la base des poumons, et il se trouve constamment exposé à la poussière, la pollution et tout ce qui se trouve dans l'air. Il n'est pas surprenant que, dans un environnement de plus en plus pollué, nous soyons souvent confrontés à des problèmes tels que sinusite et asthme. Les plantes médicinales protègent les muqueuses et les poumons en s'opposant à l'infection, en réduisant les sécrétions et en soulageant l'inflammation ou l'allergie.

VOIE EXTERNE	VOIE INTERNE
THYM (*Thymus vulgaris*, p. 86) et **EUCALYPTUS** (*Eucalyptus globulus*, p. 54). Faites un onguent avec 5 gouttes d'huile essentielle de chaque et 2 c. à café d'huile d'olive. Frictionnez-vous la poitrine et le dos 1 ou 2 fois par jour. Vous pouvez aussi verser alternativement de 5 à 10 gouttes de ces huiles dans un diffuseur d'arôme.	**ÉCHINACÉA** (*Echinacea angustifolia*, p. 51) et **AIL** (*Allium sativum*, p. 31). ½ c. à café de teinture d'échinacéa dans de l'eau 2 ou 3 fois par jour ou en comprimés. Mangez de plus 2 gousses d'ail par jour. **THYM** (*Thymus vulgaris*, p. 86). 5 tasses d'infusion de thym par jour.
	AIL (*Allium sativum*, p. 31), **CITRON** (*Citrus limon*, p. 46) et **GINGEMBRE** (*Zingiber officinale*, p. 95). Écrasez 1 gousse d'ail, râpez du gingembre frais et pressez 1 citron. Ajoutez 1 c. à café de miel. Versez 1 tasse d'eau chaude et remuez. Buvez de 1 à 3 tasses par jour.
	CITRON (*Citrus limon*, p. 46) et **CANNELLE** (*Cinamomum verum*, p. 45). Buvez le jus fraîchement pressé d'un citron pur ou additionné d'eau, en ajoutant ½ c. à café de cannelle en poudre.
	ÉCHINACÉA (*Echinacea angustifolia*, p. 51), **ROMARIN** (*Rosemarinus officinalis*, p. 74). **SAUGE** (*Salvia officinalis*, p. 78), **MYRRHE** (*Commiphora molmol*, p. 47). Diluez 1 c. à café de chaque teinture dans 5 c. à café d'eau chaude, gargarisez-vous et avalez.
	CAMOMILLE ALLEMANDE (*Chamomilla recutita*, p. 43), **EUCALYPTUS** (*Eucalyptus globulus*, p. 54). Préparez une inhalation en faisant infuser 15 g de ces deux plantes, ou ajoutez de 5 à 10 gouttes d'huile essentielle dans 75 cl d'eau et inhalez pendant 10 min.
LAVANDE (*Lavandula officinalis*, p. 64). Versez 2 gouttes d'huile essentielle sur un coton que vous placerez dans l'oreille.	

MUSCLES & SQUELETTE

Crampes, douleurs et inflammations musculaires et articulaires sont efficacement soulagées par les plantes.

AFFECTIONS	MISE EN GARDE
ENTORSES & FRACTURES Des plantes telles que l'arnica et la consoude atténuent les contusions et accélèrent la guérison des lésions bénignes. Appliquez le remède à base de plantes aussitôt que possible.	Si vous suspectez une fracture ou une entorse grave, consultez un médecin. N'appliquez ni arnica ni consoude sur une plaie ouverte.
DOULEURS MUSCULAIRES & CRAMPES Rien de plus normal qu'une douleur musculaire, surtout à la suite d'une intense activité physique, la douleur diminuant spontanément avec le temps. Cependant, des onguents à base de plantes, telles qu'arnica, thym et viorne, procurent un soulagement rapide.	Consultez un médecin en cas de douleur intense et prolongée, d'enflure soudaine et importante d'une articulation et de toute lésion susceptible de nécessiter une radiographie.
ARTHRITE & INFLAMMATIONS ARTICULAIRES L'âge est en grande partie à l'origine de l'arthrite et autres inflammations des articulations. Entretenir sa souplesse articulaire, gérer son anxiété et détoxiquer son organisme peuvent ralentir les effets du temps.	En cas d'arthrite grave, consultez un médecin. Évitez de prendre de la griffe du diable ou du céleri si vous êtes enceinte. Remplacez la griffe du diable par la cimicaire à la ménopause.
RAIDEUR & DOULEURS ARTICULAIRES Les symptômes sont proches de ceux de l'arthrite. Une activité physique régulière et douce améliore la plupart des cas.	Consultez un médecin en cas de douleur intense et prolongée, d'enflure soudaine et importante d'une articulation ou de lésion nécessitant une radiographie.
DOULEURS DORSALES Les affections graves concernant la colonne vertébrale nécessitent beaucoup de repos et l'intervention d'un spécialiste. Les plantes médicinales contribuent à l'amélioration générale en soulageant douleur et tensions musculaires, ainsi que les douleurs dorsales uniquement dues à une mauvaise posture.	En cas de douleurs dorsales chroniques ou aiguës, consultez un médecin.

MUSCLES & BONES

Quelle que soit leur origine, les affections musculaires et osseuses peuvent vraiment vous gâcher la vie. Si la kinésithérapie reste le traitement de base, les plantes médicinales peuvent calmer la douleur et l'inflammation, décontracter les muscles, détoxiquer l'organisme et accélérer le rétablissement. Les remèdes externes soulagent muscles et articulations, ainsi qu'entorses et contusions. Si vous vous appliquez à suivre les conseils indiqués ci-dessous, vous noterez une amélioration de votre état. Préférez toujours les soins externes pour les enfants.

VOIE EXTERNE	VOIE INTERNE
CONSOUDE (*Symphytum officinale*, p. 82). En cas de fracture, appliquez délicatement sur la zone atteinte onguent, pommade ou huile macérée, au moins 3 fois par jour.	
THYM (*Thymus vulgaris*, p. 86) et **ROMARIN** (*Rosemarinus officinalis*, p. 74). En cas de douleurs musculaires, faites une infusion avec 25 g de chacune de ces plantes dans 75 cl d'eau, laissez infuser 10 min, passez et ajoutez à l'eau d'un bain. **VIORNE** (*Viburnum opulus*, p. 91). Frictionnez avec la teinture crampes et zones spasmées.	**VIORNE** (*Viburnum opulus*, p. 91). Pour soulager crampes et spasmes musculaires, prenez 3 fois par jour 1 c. à café de teinture dans de l'eau.
	GRIFFE DU DIABLE (*Harpagophytum procumbens* p. 61), **CÉLERI** (*Apium graveolens*, p. 34), **SAULE BLANC** (*Salix alba*, p. 76). Faites une décoction avec 8 g de chaque plante et 75 cl d'eau. Prenez ¼ de la dose 2 ou 3 fois par jour. Ou prenez des comprimés de griffe du diable (p. 61) ou de saule blanc (p. 76).
CONSOUDE (*Symphytum officinale*, p. 82), **MILLEPERTUIS** (*Hypericum perforatum*, p. 63), **LAVANDE** (*Lavandula officinalis*, p. 64). Mélanger 2,5 c. à café d'huile de millepertuis ou de consoude avec 20 à 40 gouttes d'huile essentielle de lavande. Appliquez en massage.	**CÉLERI** (*Apium graveolens*, p. 34). En cas de goutte, prenez-le en comprimés ou faites une décoction avec 5 g de graines et buvez-la en 3 fois au cours de la journée ; vous pouvez aussi ajouter à vos aliments jusqu'à 5 g de graines de céleri par jour.
MILLEPERTUIS (*Hypericum perforatum*, p.63), **LAVANDE** (*Lavandula officinalis*, p. 64), **VIORNE** (*Viburnum opulus*, p. 91), **POIVRE** (*Piper nigrum*). Dans 2 c. à soupe d'huile de millepertuis, ajoutez 20 gouttes d'huile essentielle de lavande, 10 gouttes de chaque d'huile essentielle de romarin et de poivre, ainsi qu'1 c. à café de teinture de viorne. Mélangez et utilisez en frictions après le bain.	**SAULE BLANC** (*Salix alba*, p. 76), **VIORNE** (*Viburnum opulus*, p. 91), **GRIFFE DU DIABLE** (*Harpagophytum procumbens* p. 61). En cas de douleurs dorsales dues à une inflammation articulaire, mélangez 8 g de chaque plante et faites-en une décoction. Séparez en 6 doses que vous prendrez en 2 jours, en les gardant au réfrigérateur.

HERBORISTERIE FAMILIALE

SYSTÈME IMMUNITAIRE

Renforcer les défenses naturelles peut suffire à soigner les infections urinaires bénignes et les mycoses.

AFFECTIONS	MISE EN GARDE
INFECTIONS URINAIRES La cystite et les autres infections urinaires se traitent avec des plantes aux vertus antiseptiques, comme le buchu, et des plantes calmantes, comme la guimauve, associées à l'échinacéa et à l'ail afin d'accroître la résistance de l'organisme à l'infection. La canneberge est un bon médicament de l'infection urinaire.	N'hésitez pas à consulter un médecin si la cystite persiste ou s'aggrave, ou en cas de présence de sang dans les urines et de douleur rénale.
IMMUNODÉPRESSION Mycoses et infections urinaires sont améliorées par les plantes qui stimulent le système immunitaire, comme l'ail, pris sous forme d'aliment ou de gélules. On y ajoute les préparations phytothérapiques qui conviennent.	Consultez un médecin en cas de troubles urinaires persistants et répétés.
MUGUET VAGINAL Le muguet vaginal est bien souvent un effet secondaire de la prise d'antibiotiques. Le souci traite efficacement cette affection désagréable.	Si vous êtes enceinte, utilisez tampons et ovules seulement sur indication médicale.
CANDIDOSES La prolifération de *Candida albicans*, une levure pathogène, est à l'origine de problèmes fort déplaisants affectant les muqueuses. Les cas bénins sont soulagés par les plantes antiseptiques et antifongiques.	La candidose étant souvent difficile à traiter, consultez un médecin.
MUGUET BUCCAL Toute mycose nécessite la prise de plantes comme l'échinacéa qui tonifient le système immunitaire. On peut aussi employer certaines plantes en usage externe sur la région affectée. Les gargarismes sont particulièrement adaptés au muguet buccal.	En cas d'atteinte grave ou répétée, consultez un médecin.
TROUBLES DE LA PROSTATE La difficulté d'uriner pouvant aller, dans les cas graves, jusqu'à la rétention, est l'indice d'un trouble de la prostate. L'inflammation de la glande est courante chez les hommes âgés.	Consultez toujours un médecin en cas d'inflammation de la prostate.

SYSTÈME IMMUNITAIRE

Toute infection, surtout répétée ou chronique, est le signe d'un affaiblissement des défenses immunitaires. Les infections bénignes des reins et des voies urinaires sont fréquentes et, bien qu'il soit parfois difficile de s'en débarrasser, le meilleur traitement reste le renforcement des défenses naturelles. Souvent résistantes, les mycoses réagissent bien à certaines plantes antifongiques. L'échinacéa (voir p. 51) est le remède de base. Consultez un thérapeute en cas d'absence d'amélioration, voire d'aggravation.

VOIE EXTERNE	VOIE INTERNE
	CANNEBERGE (*Vaccinium macrocarpon*, p. 89). Faites une décoction de baies et buvez-en 3 ou 4 tasses par jour ou prenez des gélules. **AIL** (*Allium sativum*, p. 31) et **ECHINACÉA** (*Echinacea angustifolia*, p. 51). Prenez l'une ou les deux plantes en comprimés ou en gélules, en traitement d'appoint.
	ECHINACÉA (*Echinacea angustifolia*, p. 51) et **THYM** (*Thymus vulgaris*, p. 86). Mélangez 2 parts de teinture d'échinacéa et 1 part de teinture de thym. Prenez 1 c. à café, 2 fois par jour dans de l'eau.
SOUCI (*Calendula officinalis*, p. 38), Antifongique naturel. Faites-en une infusion que vous appliquez, lorsqu'elle a refroidi, en lavage ou en douche vaginale.	**LEPTOSPERMUM** (*Melaleuca alternifolia*, p. 66). Imbibez 1 tampon d'1 ou 2 gouttes d'huile essentielle diluée avec 3 gouttes d'huile d'olive. Insérez le tampon dans le vagin (ça pique un peu). Gardez 2 ou 3 heures, 1 fois par jour.
	SUREAU (*Sambucus nigra*, p. 79), **SOUCI** (*Calendula officinalis*, p. 38), **THYM** (*Thymus vulgaris*, p.86). Buvez 2 ou 3 tasses par jour d'infusion de 8 g de chaque dans 75 cl d'eau. **LAPACHO** (*Tabebuia* spp., p. 83). ½ c. à café de teinture dans de l'eau, de 1 à 3 fois par jour.
RÉGLISSE (*Glycyrrhiza glabra*, p. 59), **MYRRHE** (*Commiphora molmol*, p. 47), **ECHINACÉA** (*Echinacea angustifolia*, p. 51). Mélangez ces teintures à parts égales. En bain de bouche : 2 c. à café dans de l'eau, toutes les 3 ou 4 heures, selon besoin.	
	PALMIER-SCIE (*Sabal serrulata*, p. 75). En comprimés, selon la posologie indiquée.

ORGANES GÉNITAUX

Les plantes médicinales régularisent les règles, atténuent les problèmes liés à la ménopause et augmentent la libido.

AFFECTIONS	MISE EN GARDE
CYCLES IRRÉGULIERS & HYPERMÉNORRHÉE Divers facteurs peuvent perturber le cycle menstruel : déséquilibre hormonal, stress, problèmes de poids, prise de médicaments. Des règles trop abondantes peuvent provoquer une anémie. Consultez un thérapeute pour déterminer l'origine des troubles.	Consultez immédiatement un médecin en cas de douleur pelvienne ou abdominale aiguë, de cycle aberrant, de règles très douloureuses ou très abondantes.
SYNDROME PRÉMENSTRUEL La plupart des femmes en sont atteintes à un degré plus ou moins important. Maux de tête et irritabilité en sont une manifestation.	Si vous souffrez de dépression grave, consultez un thérapeute.
DOULEURS MENSTRUELLES & MASTOSE Hypersensibilité des seins et des mamelons, crampes et rétention d'eau sont des symptômes courants au moment des règles, souvent précédés par les manifestations du syndrome prémenstruel.	Consultez immédiatement un médecin en cas de douleur pelvienne ou abdominale aiguë.
MÉNOPAUSE Elle survient généralement entre 45 et 55 ans. Certaines plantes peuvent contribuer au maintien de l'équilibre hormonal, de la vitalité et de l'énergie, lutter contre l'état dépressif et diminuer les bouffées de chaleur ainsi que les sueurs nocturnes.	Consultez un médecin en cas de saignement menstruel prolongé ou irrégulier.
STÉRILITÉ MASCULINE Les plantes peuvent aider au rétablissement d'une fonction sexuelle saine et remédier à l'impuissance, ainsi qu'à une production insuffisante de spermatozoïdes. Le palmier-scie est revigorant ; il est réputé en tant que tonique sexuel. L'ashwagandha possède les mêmes vertus toniques et stimulantes.	Évitez la caféine, si vous prenez du ginseng.
STÉRILITÉ FÉMININE L'agnus-castus augmente la fertilité lorsque le problème est lié à un déséquilibre hormonal. Le schizandra stimule la libido.	Ne prenez pas d'angélique chinoise si vous êtes enceinte.

ORGANES GÉNITAUX

Les femmes plus que les hommes ont de tout temps utilisé les plantes médicinales. Certaines, tel l'agnus-castus, contiennent des phythormones, substances analogues aux hormones sexuelles féminines ; elles sont susceptibles de réguler le cycle menstruel, d'augmenter ou diminuer la fertilité et d'être une aide efficace à la ménopause. Les troubles mineurs sont aisément améliorés par les plantes ; il ne faut pas hésiter à consulter un médecin en cas de troubles chroniques ou de stérilité. Si vous pensez être enceinte, ne prenez aucune plante sans avis médical.

VOIE EXTERNE	VOIE INTERNE
	AGNUS-CASTUS (*Vitex agnus-castus*, p. 92). Pour régulariser le cycle, prenez tous les matins 0,15 ou 0,2 cl de teinture dans de l'eau pendant au moins 2 mois. **ORTIE** (*Urtica dioica*, p. 88). Pour réduire le saignement, buvez en plusieurs fois une infusion de 15 g de plante dans 50 cl d'eau.
ROMARIN (*Rosemarinus officinalis*, p. 74). Ajoutez chaque matin à l'eau d'un bain chaud soit une infusion d'1 c. à soupe de plante sèche ou 2 de plante fraîche pour 1 litre d'eau, soit 5 à 10 gouttes d'huile essentielle.	**VALÉRIANE** (*Valeriana officinalis*, p. 90). Prenez-la en comprimés ou bien 20 à 40 gouttes de teinture dans de l'eau, de 1 à 5 fois par jour.
CAMOMILLE ALLEMANDE (*Chamomilla recutita*, p. 43). Appliquez sur les seins une compresse d'infusion faite avec 50 g de plante pour 25 cl d'eau. **SOUCI** (*Calendula officinalis*, p. 38). Appliquez de l'onguent sur les mamelons. Si vous allaitez, essuyez-les avant la tétée.	**IGNAME SAUVAGE** (*Dioscorea villosa*, p. 50) ou **VIORNE** (*Viburnum opulus*, p. 91). Préparez une décoction avec 15 g d'une racine dans 75 cl d'eau. Buvez en plusieurs fois. Ou bien prenez 2 c. à café de teinture dans de l'eau, 3 ou 4 fois par jour pendant 3 jours, puis 1 c. à café par jour, pendant 5 jours.
	CIMICAIRE (*Cimicifuga racemosa*, p. 44). Prenez 0,25 cl de teinture 2 fois par jour dans de l'eau ou bien des comprimés. **AGNUS-CASTUS** (*Vitex agnus-castus*, p. 92). Prenez 20 à 40 gouttes de teinture dans de l'eau le matin pour l'équilibre hormonal.
	GINSENG (*Panax ginseng*, p. 70) ou **PALMIER-SCIE** (*Sabal serrulata*, p. 75). En cas de problèmes d'érection ou d'éjaculation précoce, prenez jusqu'à 2 g de ginseng par jour. Ajoutez dans de l'eau ½ c. à café de teinture de palmier-scie, de 1 à 3 fois par jour en cure de 6 semaines.
	AGNUS-CASTUS (*Vitex agnus-castus*, p. 92) ou **ANGÉLIQUE CHINOISE** (*Angelica sinensis*, p. 33). Pour favoriser la conception, prenez la plante en comprimés pendant trois mois.

HERBORISTERIE FAMILIALE

GROSSESSE

On peut prendre certaines plantes médicinales pendant la grossesse, mais jamais pendant plus de 2 ou 3 semaines.

AFFECTIONS	MISE EN GARDE
NAUSÉES MATINALES C'est surtout le matin que la femme enceinte souffre de nausées. Elles sont provoquées par les fluctuations hormonales, l'hypotension, l'hypoglycémie, des allergies alimentaires, une alimentation mal équilibrée et le stress. Les plantes indiquées peuvent être prises au cours des 3 premiers mois de la grossesse.	Consultez immédiatement un médecin en cas de nausées prolongées qui vous empêchent de manger ou de vomissements fréquents avec risque de déshydratation.
ŒDÈME Rétention d'eau et gonflement sont fréquents durant la grossesse. L'eau traverse la paroi des vaisseaux sanguins pour s'infiltrer dans les tissus. Les membres inférieurs sont la partie du corps la plus affectée.	Consultez immédiatement un médecin si la rétention d'eau n'a pas diminué au bout de 3 jours.
VERGETURES Des frictions de gel d'aloe vera ou d'huile d'olive entretiennent l'élasticité de la peau, limitant la formation de vergetures sur la peau distendue par la grossesse.	
BRÛLURES D'ESTOMAC L'acidité est la cause de cette douleur familière au creux de la poitrine qui peut aussi venir de la pression interne causée par le bébé.	Consultez un médecin si ce trouble est permanent ou si vous ne vous sentez vraiment pas bien.
CONSTIPATION Lié à la compression interne exercée sur le gros intestin par le fœtus, ce trouble accompagne souvent les derniers mois de la grossesse.	Consommez plus de fruits secs, surtout des figues, et faites un peu d'exercice doux, comme la marche.
MASTOSE Certains onguents et pommades à base de plantes soulagent les mamelons douloureux – que ce soit avant la naissance ou lors de l'allaitement (voir aussi p. 116-117).	

GROSSESSE

Certaines plantes stimulent les muscles de l'utérus et risquent, à dose élevée, de provoquer une fausse-couche. On peut sans risque utiliser des plantes en cuisine tout au long de la grossesse. En ce qui concerne les varices, maux de dos, anémie et autres troubles de la grossesse, reportez-vous aux chapitres concernés. Évitez toute plante médicinale, y compris les huiles essentielles, au cours des 3 premiers mois, sauf avis médical. Le sceau d'or du Canada (voir p. 62) et l'usage médicinal de la sauge (voir p. 78) sont à proscrire pendant la grossesse.

VOIE EXTERNE	VOIE INTERNE
	CAMOMILLE ALLEMANDE (*Chamomilla recutita*, p. 43). Prenez de petites doses de cette infusion au cours de la journée. Ne dépassez pas 5 tasses par jour. **GINGEMBRE** (*Zingiber officinale*, p. 95). Faites une infusion avec ½ ou 1 c. à café de gingembre frais râpé par tasse d'eau, buvez-la en plusieurs fois dans le courant de la journée, avec un maximum de 3 tasses par jour.
	MAÏS (*Zea mays*, p. 94). Les stigmates de maïs sont un diurétique doux, mais efficace. Faites-en infuser, frais ou séchés, et buvez-en jusqu'à 5 tasses par jour.
ALOE VERA (*Aloe vera*, p. 32). Cassez une feuille et frottez les régions atteintes avec le gel. Ou bien, massez-vous avec de l'huile d'olive en faisant bien pénétrer, 1 ou 2 fois par jour.	
	REINE DES PRÉS (*Filipendula ulmaria*, p. 56). Cette plante diminue l'acidité et protège l'estomac. Buvez 1 ou 2 tasses quotidiennes de cette infusion.
	PSYLLIUM (*Plantago* spp., p. 73). **LIN** (*Linum usitatissimum*, p. 65). Prenez tous les jours 1 ou 2 c. à café de graines de psyllium ou de lin avec un grand verre d'eau, ou faites-les tremper toute la nuit avant de les avaler.
SOUCI (*Calendula officinalis*, p. 38). Appliquez l'onguent sur les mamelons. Si vous allaitez, essuyez-les soigneusement avant de donner le sein.	

HERBORISTERIE FAMILIALE

BÉBÉS & ENFANTS

Les maux bénins dont souffrent les enfants peuvent être soulagés, voire guéris par des remèdes à base de plantes.

AFFECTIONS	MISE EN GARDE
INDIGESTIONS, GAZ & COLIQUES Parfois dus à une infection ou inflammation, ou résultant d'une allergie alimentaire, ces troubles peuvent s'accompagner d'une perte d'appétit. La colique est une forme de spasme abdominal qui survient surtout au cours des trois premiers mois de la vie, le plus souvent après le repas du soir.	Consultez immédiatement un médecin en cas de forte diarrhée, de vomissements, de forte fièvre, de convulsions, de difficultés respiratoires, de pleurs violents, de somnolence inhabituelle.
ÉRYTHÈME FESSIER & CROÛTES DE LAIT L'hypersécrétion des glandes sébacées est à l'origine de cette dermatite squameuse qu'il est facile de soigner avec de l'huile d'olive. On peut remédier à l'érythème fessier et à toute inflammation de la peau en appliquant pommades et onguents, ces derniers étant plus efficaces.	Consultez un médecin au moindre signe d'infection.
RHINOPHARYNGITES Courants durant l'enfance, les rhumes, toux et états fébriles sont souvent améliorés par les plantes. N'oubliez pas non plus que les enfants font souvent des poussées de fièvre.	Consultez un médecin si la température monte à 39°, ainsi qu'en cas de difficultés respiratoires, de pleurs violents ou de somnolence inhabituelle.
POUSSÉES DENTAIRES Les plantes soulagent bien la douleur et l'agitation causée par les poussées dentaires qui affectent les bébés dès l'âge de 4 ou 5 mois. Sédative, la camomille allemande apaise le bébé et le calme.	Consultez un médecin si la température monte à 39° ou en cas de pleurs violents.
MAUX DE TÊTE & OTITES Les plantes soulagent bien ces petits problèmes qui peuvent parfois se montrer plus sérieux. En cas de doute, consultez un médecin.	Consultez un médecin si l'enfant semble beaucoup souffrir ou si les symptômes persistent malgré les remèdes à base de plantes.
INSOMNIE Des plantes comme la camomille allemande ou le tilleul permettent de retrouver le sommeil interrompu par une poussée dentaire, une couche mouillée, une température ambiante trop chaude ou trop froide.	Consultez un médecin si l'enfant n'arrête pas de pleurer ou semble beaucoup souffrir.

BÉBÉS & ENFANTS

Les remèdes à base de plantes sont en général administrés aux enfants sous forme de tisanes qui peuvent être édulcorées au miel ou au sirop d'érable, bien qu'il soit toujours préférable de les boire non sucrées. La posologie indiquée convient aux enfants de 1 à 6 ans, mais on peut l'adapter aux autres tranches d'âge. La plupart des plantes présentées dans cet ouvrage conviennent aux enfants, à condition de les leur donner en plus faibles doses. Évitez de donner quelque plante que ce soit aux bébés de moins de 6 mois sans avis médical.

VOIE EXTERNE	VOIE INTERNE
	GINGEMBRE (*Zingiber officinale*, p. 95). ¼ de c. à café rase de poudre dans ½ tasse d'eau chaude, 1 ou 2 fois par jour. **CAMOMILLE ALLEMANDE** (*Chamomilla recutita*, p. 43). Donnez 3 fois par jour 1 tasse d'infusion préparée avec 1 c. à café rase de plante pour 1 tasse d'eau.
SOUCI (*Calendula officinalis*, p. 38). En cas d'irritation, appliquez l'onguent ou la pommade lors de la toilette et séchez bien la peau lorsque vous changez le bébé. **HUILE D'OLIVE** En cas de croûtes de lait, appliquez un peu d'huile sur la région concernée 1 ou 2 fois par jour.	**SOUCI** (*Calendula officinalis*, p. 38) et **ORTIE** (*Urtica dioica*, p. 88). En cas d'érythème, donnez 1 ou 2 fois par jour une infusion préparée avec 1 c. à café rase de chaque plante par tasse d'eau.
	THYM (*Thymus vulgaris*, p. 86). Le thym est excellent en cas d'infection des bronches. Faites boire 1 ou 2 tasses par jour d'infusion préparée avec 1 c. à café rase de thym pour 1 tasse d'eau.
ORME ROUGE (*Ulmus rubra*, p. 87) et **CAMOMILLE ALLEMANDE** (*Chamomilla recutita*, p. 43). Avec de la poudre d'orme rouge et une infusion de camomille, préparez une pâte pour masser les gencives.	**CAMOMILLE ALLEMANDE** (*Chamomilla recutita*, p. 43). Faites une infusion avec 1 c. à café rase de plante pour 1 tasse d'eau. Pour apaiser l'enfant et le détendre, donnez-lui de 1 à 3 tasses par jour.
AIL (*Allium sativum*, p. 31). En cas d'otite, ouvrez une gélule d'huile d'ail, mettez-en 1 goutte sur un coton que vous introduisez dans l'oreille.	**MÉLISSE** (*Melissa officinalis*, p. 67). Cette plante au parfum agréable calme la nervosité tout en soulageant le mal de tête. Préparez une infusion avec 1 c. à café rase pour 1 tasse d'eau.
	CAMOMILLE ALLEMANDE (*Chamomilla recutita*, p. 43). Pour induire le sommeil et détendre l'enfant, faites infuser 1 c. à café rase de plante pour 1 tasse d'eau et faites-en boire à l'enfant jusqu'à 3 tasses par jour.

HERBORISTERIE FAMILIALE

PERSONNES ÂGÉES

Les plantes médicinales aident à gérer les problèmes de santé qui apparaissent et à stimuler la vitalité.

AFFECTIONS	MISE EN GARDE
STRESS OU CONVALESCENCE Le ginseng est un excellent tonique qui améliore la résistance au stress et aux infections, ainsi que la convalescence. L'ashwagandha, qui peut remplacer le ginseng, redonne des forces et a la réputation de prévenir et ralentir la sénescence.	Si vous suivez un traitement médical, informez votre médecin ou votre phytothérapeute de votre désir de prendre certaines plantes. Évitez la caféine lorsque vous prenez du ginseng.
POUR CONSERVER SA VITALITÉ Le thym, l'ashwagandha et le ginseng sont indiqués. Il semblerait que le thym agisse comme un ralentisseur du vieillissement et un tonique qui stimule la vitalité.	Si vous suivez un traitement, informez votre médecin ou votre phytothérapeute de votre désir de prendre certaines plantes.
MÉMOIRE & CONCENTRATION DÉFAILLANTES Le ginkgo est le plus ancien arbre de la planète. Ses feuilles protègent la circulation, surtout cérébrale, ce qui améliore la mémoire, la concentration et l'énergie.	Si vous suivez un traitement médical, informez votre médecin ou votre phytothérapeute de votre désir de prendre certaines plantes.
MAUVAISE CIRCULATION & HYPERTENSION L'ail permet de conserver une bonne circulation, équilibre le taux de sucre dans le sang, abaisse la tension artérielle ainsi que le taux de cholestérol et accroît la résistance aux infections.	Si vous prenez un hypotenseur, consultez votre médecin ou votre phytothérapeute avant de prendre des plantes.
MAUVAISE DIGESTION La gentiane améliore l'assimilation des aliments en favorisant les sécrétions gastriques qui diminuent avec l'âge. Un apéritif amer, souvent à base de gentiane, prépare à absorber un repas trop riche ou trop lourd.	La gentiane est déconseillée aux personnes souffrant d'hyperacidité ou d'un ulcère gastrique.
DOULEURS ARTICULAIRES Ces douleurs, qui ont des causes diverses, surviennent généralement chez les personnes âgées, elles peuvent être le signe d'une polyarthrite chronique évolutive (voir. aussi p. 112-113).	En cas de douleurs aiguës et prolongées ou de gonflement soudain des articulations, consultez un médecin..

PERSONNES ÂGÉES

La phytothérapie propose de nombreux remèdes pour atténuer les problèmes de santé qui commencent à se manifester vers la soixantaine. L'automédication concernant l'arthrite et les problèmes rhumatismaux a été abordée dans les pages précédentes. Si vous suivez un traitement classique, demandez l'avis de votre médecin avant de prendre des plantes médicinales. Si vous avez plus de 70 ans, réduisez de 25 % les doses préconisées. Pour être efficaces, les préparations mentionnées ci-dessous doivent être prises pendant 3 mois.

VOIE EXTERNE	VOIE INTERNE
	ORTIE (*Urtica dioica*, p. 88). **ASHWAGANDHA** (*Withania somnifera*, p. 93). Prenez 1 g de racine 2 ou 3 fois par jour à mâcher ou hachée et mélangée à de l'eau. **GINSENG** (*Panax ginseng*, p. 70). Prenez-en 1 g, 1 ou 2 fois par jour pendant 3 mois, en comprimés ou cuisiné dans un potage, ou mâchez de la racine fraîche ou séchée.
	THYM (*Thymus vulgaris*, p. 86). Pour améliorer votre vitalité et réduire le risque de maladies, telles que rhumes, grippes et infections respiratoires, buvez 2 ou 3 tasses d'infusion par jour.
	GINKGO (*Ginkgo biloba*, p. 58). Prenez des comprimés pendant au moins 3 mois. **GOTU KOLA** (*Centella asiatica*, p. 42). Buvez de l'infusion ou prenez de la teinture par doses de 0,5 à 1 cl.
ROMARIN (*Rosemarinus officinalis*, p. 74). Les vertus réchauffantes du romarin stimulent la circulation et redonnent le moral. Ajoutez de 5 à 10 gouttes d'huile essentielle à l'eau d'un bain chaud.	**AIL** (*Allium sativum*, p. 31). Ajoutez 1 ou 2 gousses d'ail crues par jour dans votre nourriture ou prenez quotidiennement des gélules d'ail.
	GENTIANE (*Gentiana lutea*, p. 57). Pour stimuler l'appétit et améliorer la digestion, prenez de 5 à 10 gouttes de teinture dans de l'eau ½ heure avant les repas, 3 fois par jour.
MARRON D'INDE (*Aesculus hippocastanum*, p. 30), **CAMOMILLE ALLEMANDE** (*Chamomilla recutita*, p. 41). Contre les douleurs articulaires, ajoutez à un bain chaud une décoction d'écorce de marron d'inde ou une infusion de camomille.	**GRIFFE DU DIABLE** (*Harpagophytum procumbens*, p. 61). 1 à 3 g de poudre par jour en gélules ou en comprimés peuvent soulager les articulations raides, gonflées et douloureuses.

INDEX

A

Abus d'alcool, 108-109
Acidité et dyspepsie, 106-107
Acné, 102-103
Agnus-castus, 92
Ail, 31
Alcaloïdes, 10, 16-17
Allergies, 98-99
Aloe vera, 21, 32
Amers, 16-17
Amygdalite, 110-111
Anémie, 100-101
Angélique chinoise, 33
Angine, 110-111
Angoisse, 100-101
Anthocyanines, 16-17
Anthracénosides, 16-17
Angoisse, 100-101
Anxiété, 108-109
Aphtes, 104-105
Arabes, 13
Artériosclérose, 100-101
Arthrite, 112-113
Articulations
 enflammées, 112-113
 raides et douloureuses, 112-113, 122-123
Ashwagandha, 93
Asthme, 98-99
Astragale, 36
Aubépine, 48
Aztèques, 14

B

Baies (séchage), 21
Bardane, 35
Basilic, 69
Bébés, 120-121
Blessures, 102-103
Bronchite, 110-111
asthmatiforme, 98-99
Brûlures, 102-103
Brûlures d'estomac, 118-119
Buchu, 37

C

Camomille allemande, 43
Candidoses, 114-115
Canneberge, 89
Cannelle, 45
Cataplasmes, 24
Céleri, 34
Chardon-Marie, 40
Cimicaire, 44
Circulation, 11, 100-101, 122-123
Citron, 46
Codéine, 10
Coliques, 120-121
Colopathie fonctionnelle, 106-107
Compresses, 25
Concentration défaillante, 122-123
Consoude, 21, 82
Constipation, 106-107, 118-119
Contusions, 102-103
Convalescence, 122-123
Coumarines, 16-17
Coups de soleil, 102-103
Crampes, 112-113
Croûtes de lait, 120-121
Culture des plantes médicinales, 20-21
Curcuma, 49
Cycles menstruels irréguliers, 116-117

D

Dang shen, 77
Décoctions, 22
Dépression, 108-109
Diarrhée, 106-107

INDEX

Digestion, 11
mauvaise, 104-105, 122-123
Dioscoride, 13
Doctrine des Spécifiques, 15
Douleurs
articulaires, 112-113, 122-123
dentaires, 108-109
dorsales, 112-113
menstruelles, 116-117
musculaires, 112-113
Dyspepsie, 106-107

E

Échninacéa, 51
Eczéma, 98-99
Enfants, 120-121
Enflures, 102-103
Engelures, 100-101
Entorses, 112-113
Éphédra, 53
Érythème fessier, 120-121
Eucalyptus, 54
Extrémités froides, 100-101

F

Feuilles (séchage), 21
Flatulences, 104-105
Flavonoïdes, 17
Fleurs (séchage), 21
Fractures, 112-113
Furoncles, 102-103

G

Galien, 13-15
Gaz, 104-105, 120-121
Gencives, 104-105
Gêne respiratoire, 98-99
Gentiane, 57
Gingembre, 95
Ginseng, 70
Ginseng de Sibérie, 52
Girofle, 55
Glucosides
cardiotoniques, 16-17
cyanogénétiques, 16-17
Glucosilinates, 17
Gotu kola, 42
Graines (séchage), 21
Griffe du diable, 61
Grippe, 110-111
Grossesse, 118-119

H

Hamamélis, 60
Hémorroïdes, 100-101
Héroïne, 10
Herpès, 102-103
Hippocrate, 12-13
Hormones, 11
Huiles
macérées à chaud, 27
macérées à froid, 27
volatiles, 16-17
Hyperménorrhée, 116-117
Hypertension, 100-101, 122-123

I

Igname sauvage, 50
Immunodépression, 116-117
Incas, 14
Indigestions, 120-121
Infections
cutanées, 102-103
urinaires, 114-115
Inflammations articulaires 112-113
Infusions, 23
Insomnie, 108-109, 120-121
Irritations cutanées, 102-103

K

Kava, 72

L

Lapacho, 83
Lavande, 64
Leptospermum, 66

PHYTOTHÉRAPIE

Lin, 65
Lotions, 25

M
Maïs, 94
Mastose, 116-119
Marron d'Inde, 30
Maux d'estomac, 104-105
Maux de tête, 108-109, 120-121
Mayas, 14
Médecine
    ayurvédique, 13, 15
    chinoise, 13, 15
    indienne, 13
    islamique, 13
Mélisse, 21, 67
Mémoire défaillante, 122-123
Ménopause, 116-117
Menthe poivrée, 68
Mesures standard, 22
Migraine, 108-109
Millepertuis, 63
Minéraux, 17
Morphine, 10
Mucilage, 16-17
Muguet
    buccal, 114-115
    vaginal, 114-115
Muscles, 112-113
Mycoses, 102-103
Myrrhe, 47

N
Nausées, 104-105
    matinales, 118-119
Névralgie, 108-109

O
Œdème, 118-119
Onguents, 24
Opium, 10
Organes génitaux, 116-117
Orme rouge, 87
Ortie, 88
Otite, 110-111, 120-121

P
Palmier-scie, 75
Paracelse, 14
Passiflore, 71
Pavot, 10
Peau, 11, 102-103
Personnes âgées, 122-123
Phénols, 16-17
Piment de Guinée, 39
Piqûres (d'insecte), 102-103
Pissenlit, 85
Plante entière, 11
Pommades, 25
Poussées dentaires, 120-121
Principes actifs, 10-11, 16-17
Prostate, 114-115
Psyllium, 73

Q
Qualité et sécurité, 18-19

R
Racines (séchage), 21
Raideurs articulaires, 112-113
Récolte des plantes, 20-21
Réglisse, 59
Reine des prés, 56
Respiration sifflante, 98-99
Rhinite allergique, 98-99
Rhinopharyngites 120-121
Rhume, 110-111
    des foins, 98-99
Romarin, 21, 74

S
Saponines, 16-17
Sauge, 78
Saule blanc, 76
Sceau d'or du Canada, 62
Schizandra, 80

INDEX

Scutellaire, 81
Séchage des plantes, 21
Séné, 41
Sinusite, 110-111
Sirops, 26
Souci, 21, 38
Squelette, 112-113
Stérilité, 116-117
Sève et suc (récolte), 21
Stress, 122-123
Sureau, 79
Syndrome prémenstruel, 116-117
Système
   endocrinien, 11
   immunitaire, 11, 114-115
   nerveux, 11

T
Tachycardie, 100-101
Tanaisie, 21, 84
Tanins, 16-17
Teintures, 23
Thomson, Samuel, 15
Thym, 86

Toux, 110-111
Toxines, 11
Tradition populaires et ancestrales, 12-13
Troubles
   circulatoires, 100-101, 122-123
   digestifs, 104-105
   intestinaux, 106-107
   nerveux, 108-109
   respiratoires, 110-111

V
Valériane, 90
Varicelle, 102-103
Varices, 100-101
Vergetures, 118-119
Vins toniques, 26
Viorne, 91
Vitalité, 122-123
Vitamines, 17
Vomissements, 104-105

Z
Zona, 102-103

PHYTOTHÉRAPIE

CRÉDITS PHOTOS

L'éditeur tient à remercier les personnes et organismes suivants pour leur aimable autorisation de reproduction de leurs photographies : British Library, Londres, p. 12 ; Bruce Coleman Ltd : Liz Eddison, p. 10 ; Steven Foster Group Inc, p. 75 ; Hutchison Library : John Hatt, p. 14 ; Oxford Scientific Films : Max Gibbs, p. 13.

Les autres photographies sont de : Steve Gorton, Neil Fletcher, Matthew Ward, Andy Crawford, Harry Taylor, Phillip Dowel, Colin Keates, Dave King, Martin Cameron, Anne Hyde, Jonathan Buckley, Deni Bown, Howard Rice, David Murray, Roger Phillips et Peter Chadwick.

Guide pratique de la Phytothérapie
Les Plantes médicinales
est publié par Hurtubise HMH
ISBN 2-89428-501-9
imprimé en Italie